临床处方审核案例详解丛书

总主编 吴新荣 杨 敏 **副总主编** 李茹冰 王景浩 **主审** 郑志华

消化系统疾病

主　　编 常惠礼　黎小妍

编　　者（按姓氏笔画排序）

王颐婷（中山大学附属第六医院）
邓惠容（清远市人民医院）
江　晟（清远市人民医院）
严远梅（清远市人民医院）
高　旻（中山大学附属第六医院）
常惠礼（清远市人民医院）
覃　利（中山大学附属第六医院）
谢静文（中山大学附属第六医院）
黎小妍（中山大学附属第六医院）

人民卫生出版社
·北　京·

图书在版编目（CIP）数据

消化系统疾病 / 常惠礼，黎小妍主编．—北京：人民卫生出版社，2021.5（2025.1 重印）
（临床处方审核案例详解丛书）
ISBN 978-7-117-30689-8

Ⅰ. ①消…　Ⅱ. ①常…②黎…　Ⅲ. ①消化系统疾病—处方　Ⅳ. ①R570.5

中国版本图书馆 CIP 数据核字（2020）第 197511 号

消化系统疾病
Xiaohua Xitong Jibing

主　　编：常惠礼　黎小妍
出版发行：人民卫生出版社（中继线 010-59780011）
地　　址：北京市朝阳区潘家园南里 19 号
邮　　编：100021
E - mail：pmph @ pmph.com
购书热线：010-59787592　010-59787584　010-65264830
印　　刷：三河市尚艺印装有限公司
经　　销：新华书店
开　　本：710 × 1000　1/16　　印张：10
字　　数：185 千字
版　　次：2021 年 5 月第 1 版
印　　次：2025 年 1 月第 2 次印刷
标准书号：ISBN 978-7-117-30689-8
定　　价：42.00 元
打击盗版举报电话：**010-59787491**　E-mail：**WQ @ pmph.com**
质量问题联系电话：**010-59787234**　E-mail：**zhiliang @ pmph.com**

《临床处方审核案例详解丛书》
编　委　会

《临床处方审核案例详解丛书》
分册目录

序号	书名	分册主编
1.	处方审核基本知识	郑锦坤　邱凯锋　吴晓松
2.	感染性疾病	吴红卫　陈　杰
3.	心血管系统疾病	刘春霞　郑　萍　陈艳芳
4.	呼吸系统疾病	魏　理
5.	消化系统疾病	常惠礼　黎小妍
6.	内分泌代谢疾病	伍俊妍　王　燕
7.	神经系统疾病与精神障碍	张晓娟　温预关
8.	五官科疾病	张紫萍　王延东

序　一

在新医改的变革浪潮下，我国的医疗卫生服务体系面临着以疾病为中心向以患者为中心的方向转变，药师的服务模式也面临巨大挑战。当前，无论是医院药师还是社会药店药师，都要积极行动起来，主动适应药学服务从传统的调剂方式向以合理用药为目标、以患者为中心的全方位药学服务的转变，尤其是应加强患者个体化的合理用药支持工作。

在过去的几十年中，为解决缺医少药的问题，我国的传统药学教育培养了一大批“会做药”的药师。随着医改和健康中国战略的实施，我们不仅需要“会做药”的药师，还需要能服务于临床药物治疗和患者用药的“会用药”的药师。补齐当前缺乏“会用药”的药师这一短板是当务之急。

2018 年 6 月 29 日，国家卫生健康委员会办公厅、国家中医药管理局办公室、中央军委后勤保障部办公厅联合印发《医疗机构处方审核规范》（简称《规范》），《规范》中明确了“药师是处方审核工作的第一责任人”，在肯定药师在合理用药中的地位的同时，也对药师的服务水平提出了更高层次的要求，并把处方审核作为药师进行合理用药服务工作的最重要的一环，因此提升药师的处方审核能力就变得极为重要。

本丛书的作者团队均为具有丰富的一线经验的处方审核专家，他们不辞辛苦，走遍大江南北，举办了多期药师处方审核能力培训班，积累了丰富的实战经验，结合工作中的真实案例形成此书。这种理论和案例相结合的编写模式是本丛书的一大特色。

本丛书不仅可以为一线药师提供实用的身临其境的帮助和指导，有助于药师处方审核实践能力的提升，同时也是对我国“会用药”的药师队伍建设的学术贡献。

仅以此简序，祝贺《临床处方审核案例详解丛书》出版！

2020 年 5 月

序　二

2018年，国家卫生健康委员会等3个部门联合制定了《医疗机构处方审核规范》，明确了“药师是处方审核工作的第一责任人”，并对处方审核管理和流程作出了具体规范。

不合理用药是全球性问题，已成为影响医疗质量和医疗费用的重要因素。药师的审方能力与医学素养和综合能力直接相关。我国的审方药师普遍存在知识结构缺陷和医学知识不足问题，缺乏及时发现并制止不合理处方的能力。因此，统一审方标准，规范审方行为，提高药师的综合素质，培养合格的审方药师已成为我国药学服务的当务之急。广东省药学会从2018年7月中旬启动“处方审核能力”培训学习班，并相继发布了《广东省药师处方审核能力培训标准》《处方审核标准索引(2019年版)》，出版了国内第一部审方教材《药师处方审核培训教材》；广东省省内培训实现全覆盖，并拓展到全国其他省区，同时为满足广大药师的需求开辟了线上培训。截至2019年12月，本项目已为全国各省市培训超过15 000名合格的审方药师，占我国医院药师总数的1/30，培训效果得到广泛肯定，处方审核培训项目广受欢迎，经培训合格的审方药师以其培训所获知识、技能已有效应用于临床审方实践中，成果颇丰。

随着《国务院办公厅关于加强三级公立医院绩效考核工作的意见》(国办发〔2019〕4号)的发布，以及医院绩效考核工作的不断推进，合理用药考核指标举足轻重，审方药师培训更需要与之相适应。广东省药学会在两年多的培训实践中，收集和积累了大量宝贵的问题处方案例，对提高审方药师的处方分析能力及审方技能具有十分重要的应用价值。为了更好地总结经验，并希望起到抛砖引玉的作用，广东省药学会组织各大医院专家和资深临床药师，共同编写了《临床处方审核案例详解丛书》，旨在为医院药师和社会药店药师提供审方指导和参考。本套丛书共8个分册。

本套丛书采取理论结合实践的撰写方式，按照系统疾病分类，列举了各系统常见疾病的流行病学特点、临床特点、诊断特点及相关疾病的高危因素及预防、治疗方法，重点分析处方常见问题。每个典型处方案例均来源于真实病例，书中详细解析各处方案例审核方法，明确学习目的，陈述案例客观资料，总结案例特征，并以药品说明书为基础，结合指南或专家共识，全面系统分析处方中药物使用的合理性及存在的问题，力求实用，以不断提高审方药师的审方专业技能。

本套丛书的出版，要特别感谢受邀参编的药学专家，他们以满腔的热情、丰富的经验，在较为紧迫的时间内以较高质量完成了本丛书的编写工作；此外，广大审方培训班学员也提出了很多建设性意见，在此一并感谢。

由于医药科学迅猛发展，因此本丛书所述的案例及机制分析有可能存在滞后情况，衷心希望专家和其他读者惠予纠正。

丛书编委会

2020 年 5 月

前　言

消化系统是人体摄取能量、维持生命的重要系统。消化系统涉及的器官丰富，任何器官功能受损，都可能引起相应疾病的发生，包括食管、胃、肠、肝、胆、胰以及腹膜、肠系膜、网膜等的疾病。随着人民生活水平的提高，消化系统疾病也越来越常见，逐渐成为危害人们健康的常见病及多发病。而消化系统疾病治疗药物亦是种类繁多，同时，消化系统也是药物吸收、代谢、排泄的主要场所。因此，安全、合理地使用消化系统疾病治疗药物是我们关注的重点。

2018 年国家卫生健康委员会等三部门印发的《医疗机构处方审核规范》中明确规定："药师是处方审核工作的第一责任人。"为了满足审方药师日常工作的需要，本分册邀请了药学专家和资深的消化内科专科临床药师共同参与编写。全书共分为九章，涵盖消化系统的八大常见病种，主要包括消化系统常见疾病的简要介绍、治疗原则以及详细的药物治疗管理，并通过典型案例的解析，以期为药师的审方工作提供所需的知识与技能。同时，审方能力的培养也是个不断积累的过程，药师应在熟悉药物、掌握疾病治疗原则的基础上，结合实际工作中的案例，不断提高自身的知识水平。

本书凝聚了临床药师的大量工作经验与积累，全体编写人员付出了极大的努力，在此表示衷心感谢！但由于时代发展与知识更新，以及临床情况复杂，限于编者的水平和经验，书中难免存在许多不足之处，恳请广大读者在使用过程中予以批评指正，以便完善。

常惠礼　黎小妍

2021 年 3 月

目　录

第一章 消化系统疾病总论

消化系统是人体摄取能量、维持生命的重要系统，其主要功能包括食物的吸收、分布、代谢与排泄。消化系统疾病主要是指食管、胃、肠道、肝脏、胆道、胰腺以及腹膜、肠系膜等的疾病。

第一节 消化系统疾病概述

消化系统涉及的器官丰富，任何一处器官功能受损，都可能引起相应疾病的发生。常见的主要疾病包括：

1. 食管疾病　贲门失弛症、胃食管反流病、Barrett 食管、食管裂孔疝等。

2. 胃、十二指肠疾病　胃炎、消化性溃疡、胃癌、胃轻瘫等。

3. 小肠、结直肠疾病　消化与吸收不良、抗生素相关性腹泻、炎症性肠病、缺血性肠病、肠结核、结直肠癌、肠道息肉等。

4. 肝脏疾病　病毒性肝炎、肝硬化、肝脓肿、肝癌等。

5. 胆道系统疾病　胆囊炎、胆道结石、急性化脓性胆管炎、原发性硬化性胆管炎等。

6. 胰腺疾病　急性或慢性胰腺炎、胰腺癌、胰腺内分泌肿瘤等。

7. 腹膜、肠系膜疾病　腹膜炎、肠系膜淋巴结结核等。

上述疾病的发生往往伴随着一系列症状，包括恶心、呕吐、腹痛、腹泻、便秘、呕血、便血、黄疸等。

第二节 消化系统疾病特点

随着人民生活水平的提高，消化系统疾病也越来越常见，逐渐成为危害人们健康的常见病及多发病，主要表现在以下 6 个方面：

1. 疾病种类多，并发症多。相对于其他系统而言，由于消化系统涉及的器官丰富，疾病种类非常多，且并发症多，治疗难度较大。

2. 同一疾病在不同患病人群中的表现不一致。例如老年人的痛阈较高，对疼痛的耐受性强，存在阑尾炎、胆囊炎等疾病时有可能感觉不到疼痛。

3. 有些病种存在明显的季节性发作，如腹泻等。

4. 疾病谱逐渐发生变化。一些原本在欧美国家常见的胃食管反流病、炎症性肠病、酒精性肝硬化等病种在我国的发病率也呈上升趋势；消化道肿瘤如肝癌、胃癌、肠癌等的检出率不断增加。

5. 一些慢性肝炎、炎症性肠病、自身免疫病等存在难诊断、难治疗、治疗过程长、恢复慢的情况。

6. 消化系统是药物吸收、代谢、排泄的主要器官，既可影响药物的药动学，又可改变药效学。

第三节 消化系统疾病治疗

消化系统涉及的器官丰富、疾病种类多，治疗时应当在对病情进行全面评估后，制订个体化的治疗方案。主要治疗包括一般治疗、药物治疗以及内镜、手术或介入治疗。

1. 一般治疗 消化系统疾病的发生多与饮食相关，预防强调规律的生活作息和饮食习惯，如对胃食管反流病患者建议戒烟，对于肝炎、肝硬化患者一定要戒酒，对于便秘患者首先建议调整饮食结构、加强运动等。

2. 药物治疗 包括抗酸药、抑酸剂、胃黏膜保护剂、胃肠促动药，以及对于胰腺炎使用抑制胰酶活性和分泌的药物，对于炎症性肠病选用 5- 氨基水杨酸类、免疫抑制剂或生物制剂等。

3. 内镜、手术或介入治疗 包括内镜下胃食管静脉曲张套扎治疗、硬化剂和组织胶治疗，以及内镜下黏膜剥离术等。

对于不同部位的不同疾病，病因、发病机制、病理生理过程有很大的不同，治疗上也各有侧重，不能只针对某一症状或体征，而应积极查找病因进行综合治疗。

第四节 消化系统疾病处方审核常见问题及处理

对于消化系统的常见疾病，要掌握其基本治疗原则。根据国家《医疗机构处方审核规范》《医院处方点评管理规范（试行）》《北京市医疗机构处方专项点评指南（试行）》等文件的指导原则，消化系统常见疾病处方常见问题及其处理如下。

一、适应证不适宜

适应证是指药物根据其用途，采用准确的表述方式，明确用于预防、治疗、诊断、缓解或者辅助治疗某种疾病或者症状。在制订治疗方案和开具处方时，药物的适应证应与患者的病理、病因、病情、临床诊断相符合。适应证不适宜包括处方开具药品的【适应证】/【功能主治】/【作用与用途】与临床诊断或病情不符。

对于适应证不适宜的处方建议核实处方诊断或停用不合理的药物。如确定诊断为肠功能紊乱，由于这是一组胃肠综合征的总称，是高级神经活动障碍导致的自主神经系统功能失常，而非感染性疾病，若处方中使用抗菌药，就应当建议停用；又如诊断为便秘，处方中使用质子泵抑制剂（PPI），而质子泵抑制剂主要作用于胃壁细胞的 H^+，K^+-ATP 酶，故属于适应证不适宜处方。

二、遴选药品不适宜

遴选药品不适宜是指患者有使用某类药物的指征，但选用的药物相对于老年人、儿童、孕妇等特殊人群，以及肝肾功能不全的某些患者存有潜在的不良反应或安全隐患等情况，主要包含以下几种情况：①处方开具的药品是特殊人群如孕妇、哺乳期妇女和儿童需要禁忌使用的；②老年患者（代谢功能减退的）及肝肾功能不全者；③药品选择与患者的性别、年龄不符；④患者有药物过敏史；⑤患者有药物禁忌的疾病史；⑥处方药品与患者的疾病轻重程度不符；⑦药品浓度和溶媒选择不适宜。

在审核消化系统疾病处方时，对于遴选药品不适宜的处方建议停用不适宜的药品，更换更安全、合适的药物。如对有溶血性贫血的患者选用盐酸小檗碱是不适宜的，因为小檗碱是从中药黄连中分离的一种季铵型生物碱，是黄连抗菌的主要有效成分，其可引起溶血性贫血，因此建议停用。又如兰索拉唑为含有吡啶环与苯并咪唑环的亚砜类活性物质，具有亚磺酰基，是脂溶性的弱碱性化合物，pK_{a_1} 为 3.83，其水溶液不稳定。而 5% 葡萄糖注射液的 pH 为 3.5~5.5，呈现酸性，pH 降低会造成其不稳定性增加，分解速度加快，建议选用 NS 为溶媒配制。

三、药品剂型或给药途径不适宜

药品剂型或给药途径不适宜的情况主要有以下几种：①药品剂型不适宜。如对于鼻饲患者选用不可研磨或掰开的缓控释制剂。②给药途径不适宜。对于药品剂型或给药途径不适宜的处方，建议修改药品剂型或给药途径。例如生长抑素及其类似物奥曲肽虽为同一类药物，但因两者的半衰期不同，给药途径也不同。生长抑素静脉给药后，在肝脏中经肽链内切酶和氨基肽酶的作用，使 *N*- 末端和分子环化部分发生裂解，而被迅速代谢，半衰期仅为 3~5 分钟，因此生长抑素的给药途径通常为静脉持续滴注。而对于奥曲肽，静脉注射后其消除呈双相，半衰期 α 相为 9~14 分钟，β 相为 72~98 分钟，并随剂量而定；皮下注射后其消除半衰期可达 90~120 分钟，故奥曲肽的给药途径除可静脉给药外，还可皮下注射。

四、用法、用量不适宜

用法、用量不适宜的情况主要有以下几种：①处方开具药品的用法、用量与药品监督管理部门批准的该药品的说明书不符；②疗程过长或过短；③给药次数过多或过少；④用药剂量过大或不足；⑤不同适应证的用法、用量不适宜；⑥手术预防用药的时机不适宜；⑦特殊原因需要调整用量而未调整用量的。

对于用法、用量不适宜的处方，建议临床根据患者的病情、年龄、体重、肝肾功能调整剂量；修改给药方法；修改给药疗程。急性腹泻时，蒙脱石散可以吸附肠道内的有害刺激性物质如病毒、细菌等，减轻其对肠壁的刺激性，为了能迅速起效，通常建议首剂加倍，使用 6g，而后以 3g t.i.d. 口服，并非直接使用 3g t.i.d.。另外，洛哌丁胺可抑制肠道平滑肌收缩，减少肠壁神经末梢释放乙酰胆碱，减少肠蠕动，建议成人首次口服 4mg，以后每腹泻 1 次再服 2mg，一日不超过 16mg，而非使用 2mg t.i.d.。

五、联合用药不适宜

联合用药是指同时或一定时间内先后应用 2 种或 2 种以上药物。联合用药不适宜的情况主要有以下几种：①产生拮抗作用的药物联合使用；②联用后加重药物不良反应；③联用后减弱药物治疗作用；④不需联合用药而采用联合用药；⑤重复用药，包括同一种药物重复使用，药理作用或作用机制相同的药物合用。

对于联合用药不适宜的处方，建议停用可影响其他主要治疗药物的药物，或改用与处方中的其他药物无相互作用的药物。如两者必须联用，建议临床密切监测疗效和不良反应。如解痉药间苯三酚与胃肠促动药莫沙必利联用，间苯三酚为合成抗胆碱药，作用机制是抑制胃肠道蠕动功能，松弛胃肠道括约肌而达到解痉止痛的作用，莫沙必利是通过促进乙酰胆碱释放而发挥促动力作用，两者合用因作用拮抗而相互抵消，不宜合用。又如根除治疗幽门螺杆菌治疗方案中使用了胶体果胶铋，同时再联合使用铝碳酸镁，两者均有胃黏膜保护作用，不建议联合使用，停用铝碳酸镁即可。

（江 晟　严远梅　常惠礼）

参考文献

[1] 葛均波，徐永健. 内科学 [M]. 8 版. 北京：人民卫生出版社，2013.
[2] 卫生部. 处方管理办法 [S]. 中华人民共和国卫生部令第 53 号.
[3] 卫生部，国家中医药管理局，总后勤部卫生部. 医疗机构药事管理规定 [S]. 卫医政发〔2014〕11 号.
[4] 国家卫生健康委员会办公厅，国家中医药管理局办公室，中央军委后勤保障部办公厅. 医疗机构处方审核规范 [S]. 国卫办医发〔2018〕14 号.
[5] 卫生部. 医院处方点评管理规范（试行）[S]. 卫医管发〔2010〕28 号.
[6] 北京市卫生局. 北京市医疗机构处方专项点评指南（试行）[S]. 卫办医管函〔2012〕1179 号.
[7] 国家药典委员会. 中华人民共和国药典临床用药须知 (2015 年版)：化学药和生物制品卷 [M]. 北京：中国医药科技出版社，2017.

第二章 消化性溃疡处方审核案例详解

第一节 消化性溃疡概述

一、定义

消化性溃疡（peptic ulcer，PU）是指在各种致病因子的作用下，黏膜发生炎症反应与坏死、脱落、形成溃疡，溃疡的黏膜坏死缺损穿透黏膜肌层，严重者可达固有层或更深。

病变部位若在黏膜表面，称为糜烂；组织缺损达到黏膜下层、固有肌层，甚至穿过固有肌层，则称为溃疡（图 2-1）。

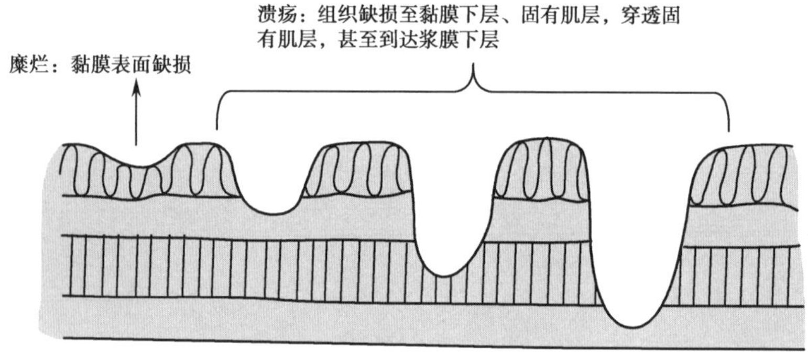

图 2-1　消化性溃疡与糜烂

二、流行病学

《内科学》第 9 版中指出，消化性溃疡是全球常见性疾病，一般认为约有 10% 的人在其一生中患过消化性溃疡。2019 年 10 月《消化系统常见病消化性溃疡中医诊疗指南》指出，消化性溃疡的发病率有下降趋势。该病可见于任何年龄，多见于 20~50 岁，其中男、女比例为(2~5)∶1。消化性溃疡在我国人群中的发病率尚无确切的流行病学调查资料。

溃疡多发生于胃及十二指肠，也可发生于食管、小肠、胃 - 空肠吻合口附近或含胃黏膜的 Meckel 憩室内等。胃溃疡多见于中老年人，主要发生于胃角和胃窦小弯侧；十二指肠溃疡多见于青壮年，主要发生于十二指肠球部前壁。十二指肠溃疡的发病率更高，两者的比例约为 1∶3。该病的发作呈季节性，秋冬和冬春交界时期的发病率明显上升。

三、发病机制及病因学

(一) 发病机制

消化性溃疡的发生主要是对胃、十二指肠黏膜有损害作用的侵袭因素与黏膜自身防御 - 修复因素之间失去平衡的结果。侵袭因素包括幽门螺杆菌(*H.pylori*，Hp)、非甾体抗炎药(NSAID)及胃酸、胃蛋白酶等，而黏膜自身防御 - 修复因素包括碳酸氢盐、前列腺素以及胃黏膜表面的血流量等。相对来说，胃溃疡是由于幽门螺杆菌、非甾体抗炎药及胃酸、胃蛋白酶等侵袭因素增强所致的结果，而十二指肠溃疡是由于黏膜自身防御 - 修复因素减弱所致的结果(图 2-2)。

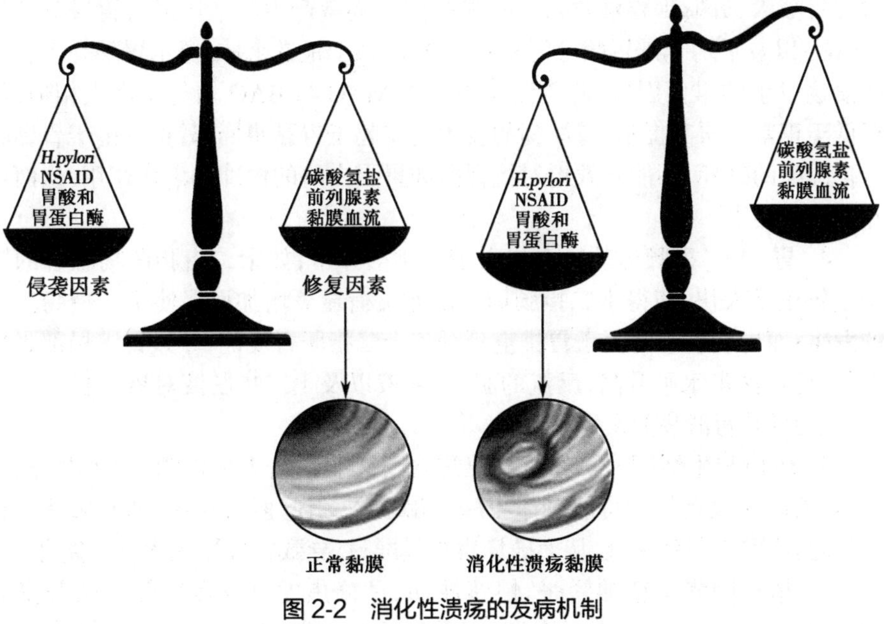

图 2-2　消化性溃疡的发病机制

(二) 病因学

1. 幽门螺杆菌感染　幽门螺杆菌是一种革兰氏阴性杆菌，单极、多鞭毛、末端钝圆、螺旋形、微需氧，对生长条件的要求十分苛刻，要求环境氧含量为5%~8%，主要分布于胃黏膜组织。研究证实，80%~90% 的胃溃疡患者存在 Hp 感染，而十二指肠溃疡患者的 Hp 感染率也超过 90%。

Hp 通过黏附因子与黏膜表面的黏附因子受体相结合，在胃型黏膜上定植；借助毒力因子的作用，诱发局部炎症和免疫反应，损害黏膜的防御修复功能；并通过增加促胃液素分泌而形成高酸环境，增加侵袭因素的作用。

2. 阿司匹林等药物　一些药物对消化道黏膜具有损伤作用，包括阿司匹林、双膦酸盐、氟尿嘧啶、甲氨蝶呤、肾上腺皮质激素等。其中，流行病学资料显示，服用阿司匹林等 NSAID 的人群中，有 15%~30% 会发生消化性溃疡。阿司匹林等 NSAID 通过电离出大量 H^+，从而造成线粒体损伤，对胃肠道黏膜产生毒性，从而激活中性粒细胞介导的炎症反应，促进上皮糜烂、溃疡形成；同时，还通过抑制环氧合酶 -1（COX-1）减少前列腺素（PG）合成，从而进一步损伤黏膜上皮，导致糜烂、溃疡形成。也有研究表明，NSAID 溃疡多发生于胃窦部、升结肠和乙状结肠，也可见于小肠，一般为单发，溃疡边缘清晰。

3. 胃酸和胃蛋白酶分泌异常　胃酸和胃蛋白酶在消化性溃疡的发病中起重要作用，但胃蛋白酶的活性受到胃酸分泌的影响，因而主要还是考虑胃酸的作用。胃酸是由胃壁细胞分泌的，受神经 - 体液调节。十二指肠溃疡患者对促胃液素、五肽促胃液素、组胺、咖啡因等刺激产生的平均最大胃酸分泌量（MAO）以及平均基础胃酸分泌量（BAO）均高于正常个体，提示胃酸是十二指肠溃疡发生的重要因素；而胃溃疡患者的 MAO 与 BAO 均与正常人相似，甚至低于正常。研究提示，胃溃疡的发生主要起于胃黏膜局部，正是由于胃黏膜保护屏障的破坏，不能有效地对抗胃酸和胃蛋白酶的侵蚀和消化作用，从而导致溃疡的发生。

4. 胃、十二指肠运动异常　由于胃排空异常，如十二指肠溃疡患者的胃排空较正常人快，使得十二指肠球部的酸负荷显著增加而促使十二指肠溃疡的发生；而胃溃疡患者由于胃排空延缓和十二指肠胃反流，导致胃窦局部张力增加、促胃液素水平升高，反流的胆汁、胰液以及十二指肠液对胃黏膜产生损伤，从而导致胃溃疡的发生。

5. 环境和生活因素　如不规律进食，长期吸烟，大量饮酒，饮用咖啡、浓茶，习惯高盐饮食等均可能刺激胃酸分泌增加，引起血管收缩，抑制胰液或胆汁分泌，或引起胆汁反流，从而破坏胃黏膜屏障，导致物理性或化学性损害。

6. 精神因素　精神紧张、情绪波动、过分焦虑可直接导致胃酸分泌失调、胃酸和胃蛋白酶原水平上调，胃黏膜屏障削弱，从而导致消化性溃疡的发生。

7. 遗传因素　消化性溃疡属于多基因遗传方式，有明显的遗传易感性，同时也有报道，同卵双胞胎中消化性溃疡发病的一致性明显高于异卵双胞胎，但近年来发现家族聚集现象可能是由于 Hp 感染所致，这也仅是一种初步研究。另外，O 型血者的溃疡发生率要明显高于其他血型；人类白细胞抗原(HLA)中的 B5、B12、BW35 型人群易罹患十二指肠溃疡。

四、临床表现

消化性溃疡的典型症状为呈周期性、节律性的中上腹痛及反酸。胃溃疡的腹痛多发生于餐后 0.5~1 小时，而十二指肠溃疡的腹痛则常发生于空腹或夜间。但对于一些 NSAID 溃疡患者，可能由于阿司匹林等 NSAID 具有较强的镇痛作用，并不表现出明显的疼痛，反而以消化道出血或穿孔为首发表现，或表现为恶心、畏食、纳差、腹胀等消化道非特异性症状。

五、并发症

消化性溃疡的主要并发症包括上消化道出血、穿孔和幽门梗阻；另外，仅小于 1% 的胃溃疡有可能癌变，但十二指肠溃疡一般不易发生。

六、特殊类型的消化性溃疡

消化性溃疡还包括一些特殊类型的溃疡，如复合溃疡、幽门管溃疡、球后溃疡、巨大溃疡、老年人溃疡、儿童期溃疡、无症状性溃疡以及难治性溃疡。

第二节　消化性溃疡治疗管理

治疗目的在于缓解临床症状，促进溃疡愈合，防止复发，避免或减少并发症，提高生活质量。

一、一般治疗

1. 生活作息要规律，要劳逸结合，避免过度紧张与劳累，及时缓解精神压力。
2. 饮食规律，避免暴饮暴食，戒烟戒酒，避免食用刺激性大的食物如辛辣食物，避免喝浓茶等。
3. 谨慎使用对胃黏膜有损伤的药物。

二、抑酸治疗

胃酸在消化性溃疡的发病中起重要作用，不同的消化性溃疡的恢复对胃内所要求的适宜的 pH 以及所需维持的时间也不尽相同，具体见表 2-1。因此，抑酸治疗是缓解消化性溃疡症状、愈合溃疡的最主要的措施。主要治疗药物包括抗酸药和抑酸剂,抗促胃液素药和选择性抗胆碱药现已少用。

表 2-1 消化性溃疡最适宜的 pH 及维持时间

疾病	适宜的胃内 pH	维持时间
胃溃疡	≥ 3	≥ 12 小时
十二指肠溃疡	≥ 3	≥ 18 小时

(一) 抗酸药

1. 定义 抗酸药为弱碱或强碱弱酸盐,含有 CO_3^{2-}、HCO_3^- 或 OH^-,均可在酸性环境下直接中和胃酸,减少 H^+ 的逆向弥散,降低胃蛋白酶活性,缓解疼痛,从而促进溃疡愈合。

2. 常用药物 如碳酸氢钠、碳酸钙、氢氧化铝、铝碳酸镁、磷酸铝凝胶等。

3. 药动学与药效学特点

(1) 药效学:从临床疗效观察,该类药对消化性溃疡的止痛效果较好,但可增加促胃液素分泌,不利于溃疡愈合,目前单药仅作为止痛的辅助治疗。

(2) 服药时间:由于该类药只对已生成的胃酸起中和作用,只能在餐后服用。而餐后食物刺激所分泌的胃酸又为食物所中和,故推荐用药时间应是进餐至少 1 小时后或两餐之间。

(3) 起效时间:为了易于发挥作用,各剂型的起效时间也有所不同,凝胶剂最快,粉剂次之,片剂稍逊,因此铝碳酸镁片嚼碎后服用。

(4) 作用时间:目前研究发现,服用 1 次该类药物的作用维持时间为 1.5~2 小时,因此限制了其临床应用。

(5) 不良反应:该类药物多数为含铝制剂,老年患者长期服用可影响肠道吸收磷酸盐导致骨质疏松,对于肾功能不全及长期便秘的患者慎用。

常用抗酸药的药效学、药动学及特殊人群应用特点见表 2-2。

表 2-2 常用抗酸药的药效学、药动学及特殊人群应用特点

	氢氧化铝	磷酸铝	铝碳酸镁
酸反应率	72%	—	98%~100%
抑酸维持时间	空腹服药可维持 20~30 分钟;餐后 1~2 小时服用可维持至 3 小时	—	—
吸收	—	体内几乎不吸收	体内几乎不吸收
服药时间	饭前 1 小时或睡前	餐后 1 小时或症状发作	餐后 1 小时

续表

	氢氧化铝	磷酸铝	铝碳酸镁
相互作用	服药后的1~2小时内应避免摄入其他药物，以免影响疗效；可减少西咪替丁、雷尼替丁的吸收，建议错开服药时间至少1~2小时；含多价铝离子，不宜与四环素合用；可使肠溶片加快溶解，不宜合用	该药可减少或延迟四环素类抗菌药、呋塞米、地高辛、异烟肼、抗胆碱药与吲哚美辛的吸收，建议两者间隔2小时服用；与枸橼酸钾或枸橼酸氢钾钠合用可导致铝蓄积、脑病和中毒，应避免合用	因含有铝、镁等多价金属离子，可能干扰多种药物的吸收，必须合用时应错开服药时间至少1~2小时
妊娠期	尚不明确	尚不明确	妊娠前3个月慎用
哺乳期	尚不明确	尚不明确	尚不明确
禁忌证	阑尾炎、急腹症患者禁用	慢性肾衰竭、高磷血症患者禁用	严重肾损伤（Ccr < 30ml/min）、低磷血症患者禁用
不良反应	老年人长期服用可致骨质疏松；长期大剂量可致严重的便秘、粪结块引起肠梗阻；肾功能不全患者服用可能引起血铝升高	该药口服剂型含有蔗糖，糖尿病患者使用注意最大剂量；偶可引起便秘，可加足量的水避免，同时服用轻泻药，对于长期卧床者或老年人可采用灌肠法	个别患者可能出现胃肠道不适、消化不良、呕吐等
其他	不宜长期大剂量使用，可能会导致低磷血症、骨质疏松及骨软化症，如必须长期大剂量，应在饮食中酌加磷酸盐。铝可能导致血清胆酸浓度增加，但这种作用具有剂量和时间依赖性，并可伴随胆汁流量降低，可诱发肝、胆功能异常。对长期便秘者需慎用，为防止便秘可与三硅酸镁或氧化镁交替服用。由于不溶性磷酸铝复合物的形成，导致血清磷酸盐浓度降低，磷自骨内移出，故骨折患者不宜服用		胃肠道蠕动功能不全、肾功能不全（Ccr为30~80ml/min）、高镁血症、高钙血症及严重心功能不全者慎用

（二）抑酸剂

1. H_2 受体拮抗剂

（1）定义：通过与 H_2 受体竞争性结合，抑制组胺刺激胃酸分泌。

（2）常用药物：如西咪替丁、雷尼替丁、法莫替丁等。

（3）药动学与药效学特点：常用 H_2 受体拮抗剂的药效学特性比较见表 2-3，常用 H_2 受体拮抗剂的药动学特性比较见表 2-4。

表 2-3 常用 H_2 受体拮抗剂的药效学特性比较

	西咪替丁	雷尼替丁	法莫替丁
相对抑酸强度	1	5~8	30~100
抑酸等效剂量 /mg	600~800	150	20
标准剂量 /mg	400 b.i.d.	150 b.i.d.	20 b.i.d.
长期维持剂量 /mg	400 q.d.	150 q.d.	20 q.d.

表 2-4 常用 H_2 受体拮抗剂的药动学特性比较

	西咪替丁	雷尼替丁	法莫替丁
$t_{1/2}$/ 小时	2	2.1~3.1	3
抑酸维持时间 / 小时	4	8	12
t_{max}/ 小时	0.75~1.5	1~2	2~3
代谢	肝	肝	肝
P450 酶	1	0.1	无
生物利用度 /%	70	49	50~60
蛋白结合率 /%	15~20	15	15~20
消除	尿 48%；粪 10%	尿 45%	尿 88%~91%
通过血脑屏障	是	是	是
通过胎盘屏障	是	是	是
分泌入乳汁	是	是	是
儿童	<16 岁不推荐	<8 岁禁用	
ADR	抗雄激素吸收作用、神经毒性	抑制维生素 B_{12} 吸收	氨基转移酶异常等

2. 传统质子泵抑制剂

（1）定义：质子泵抑制剂（PPI）属于弱碱性苯并咪唑类化合物，作用于胃壁细胞分泌面的 H^+，K^+-ATP 酶并使其失活，显著阻断任何刺激引起的胃酸分泌。

（2）常用药物：如奥美拉唑、兰索拉唑、泮托拉唑、雷贝拉唑、艾司奥美拉唑、艾普拉唑等。

(3)药动学与药效学特点：该类药物均含有苯并咪唑环，呈弱碱性，物理化学特性表现为水溶解度低，且降解速度随 pH 降低而加快。因此，该类药物在酸性的胃液中不稳定，易降解，为了减少药物变性以及保证良好的肠道吸收率，通常制成肠溶制剂。服用时不可咀嚼，因为咀嚼会破坏肠溶包衣，导致药物在胃内释放并降解。该类药物的剂型多为钠盐，也有镁盐制剂，镁盐对光线、湿度和酸度的稳定性要高于钠盐，因此镁盐制剂的储存和使用更加方便。奥美拉唑镁和艾司奥美拉唑镁可以分散于水或果汁中，半小时内饮用。注射剂型可用于静脉滴注和静脉推注给药。从制剂的稳定性考虑，通常建议使用 100ml 0.9% 氯化钠注射液配制，个别品种（如部分厂家的奥美拉唑）可使用 5% 葡萄糖注射液配制。常用质子泵抑制剂的药动学特性比较见表 2-5，在特殊人群中的应用见表 2-6。

表 2-5 常用质子泵抑制剂的药动学特性比较

	奥美拉唑	兰索拉唑	泮托拉唑	雷贝拉唑	艾司奥美拉唑
t_{max}/小时	0.5~7	2	2.5	3.1	1~2
代谢	肝	肝	肝	肝	肝
代谢途径	CYP2C1 (R87, S40)	CYP2C19	CYP2C19	非酶系统	CYP3A4 (57)
	CYP3A (R12.5, S57)	CYP3A4	CYP3A4 CYP2D6 CYP2C9	CYP2C19 CYP3A4	CYP2C19 (40)
生物利用度/%	30~40（剂量依赖性）	85	77	52	68 (20mg) 89 (40mg)
AUC	1.11	5.01	9.93	2.12	11.21
食物效应	延缓吸收，总量不影响	延缓吸收，总量不影响	无影响	无影响	减少（餐前 1 小时服用）
蛋白结合率/%	95	97	98	94.8~97.5	97
消除	尿 77% 粪 23%	尿 33% 粪 67%	尿 80% 粪 20%	尿 90% 粪 10%	尿 80% 粪 20%
分泌入乳汁	是	是	未知	是	未知
肝损伤（Child C 级）	≤ 20mg/d	≤ 15mg/d	≤ 20mg/d	慎用	≤ 20mg/d
肾损伤	无须调整	无须调整	无须调整	无须调整	无须调整

表 2-6 常用质子泵抑制剂在特殊人群中的应用

特殊人群	奥美拉唑		艾司奥美拉唑		兰索拉唑		泮托拉唑		雷贝拉唑		艾普拉唑	
	口服	静脉给药	口服	静脉给药	口服	静脉给药	口服	静脉给药	口服	静脉给药	口服	静脉给药
肝功能异常	严重者不超过 20mg/d	无须调整	严重者不超过 20mg/d		15mg/d	严重者减少剂量	重度不超过 20mg/d	无须调整	慎用		慎用	
肾功能异常	无须调整		无须调整		15mg/d	无须调整	无须调整		—		慎用	
老年人	无须调整		无须调整		慎用		不应超过 40mg		慎用		无须调整	
儿童	FDA 适应证:1 个月以上		FDA 适应证:1 个月以上		FDA 适应证:1 岁以上		FDA 适应证:5 岁以上		不推荐使用		婴幼儿禁用	
孕妇	利大于弊时使用	可以使用	慎用		利大于弊时使用		利大于弊时使用		利大于弊时使用		不建议使用	
哺乳期妇女	暂停哺乳	对婴儿影响较小	暂停哺乳		暂停哺乳		暂停哺乳		暂停哺乳		暂停哺乳	

(4)不良反应:随着临床上质子泵抑制剂的广泛应用,其不良反应也逐渐为人们所重视。

1)常见不良反应

①胃肠道:为该类药物最常见的不良反应,主要包括恶心、呕吐、腹痛、腹泻、便秘、消化不良等,一般发生率较高,但程度较轻,停药后多可自行缓解。原因在于PPI在抗酸的同时也使得胃液分泌减少,致使细菌过度生长。

②肝脏:由于该类药物主要通过细胞色素P450酶系代谢,对肝脏有一定的损伤,导致GPT、GOT等一过性升高,停药后即可恢复正常。但严重肝功能损害患者要注意调整每日最大剂量。

③口腔:该类药物可使唾液分泌减少,阻碍维生素和微量元素的吸收,导致口腔黏膜损伤,形成溃疡。

④中枢神经系统:头痛也是该类药物最常见的不良反应,还包括头晕、耳鸣、嗜睡等,严重者可致精神、意识异常。

⑤视觉:主要表现为视力减退、视物模糊、视野缩小,以致完全失明。机制可能是PPI抑制H^+,K^+-ATP酶,降低细胞内的pH,导致视网膜血管收缩或萎缩,进而影响视力,严重者可致盲。

⑥内分泌和生殖系统:男性可表现为阴茎持续勃起,严重者可导致阳痿、乳腺增生;女性则表现为月经紊乱、量多而持久。

⑦泌尿系统:主要表现为血肌酐升高、尿素氮增高、血尿、蛋白尿,严重者可引起间质性肾炎,从而导致急性肾衰竭。

⑧造血系统:主要表现为白细胞减少,静脉给药的发生率高于口服给药。有研究表明将PPI用于白血病的治疗,一定浓度可能会促进K562细胞凋亡,其作用呈时间-剂量依赖性,可能是由于PPI使细胞外的pH升高,逆转肿瘤细胞的异常微环境,促进细胞凋亡。

⑨过敏:一般表现为皮疹、皮肤瘙痒等,严重者可致过敏性休克。

⑩呼吸系统:较为少见,主要表现为支气管痉挛导致咳嗽。

⑪循环系统:主要表现为心悸、心律失常等。

2)严重不良反应:产生幻觉及横纹肌溶解。英国2003年将该类药物列入易诱发幻觉的10类药物之一。有报道雷贝拉唑与多潘立酮合用引起横纹肌溶解。

3)长期使用(≥1年)的不良反应

①骨质疏松及骨折:该类药物的抑酸作用会导致钙吸收障碍,打破钙在骨骼内的稳定状态,长期使用可引起整个机体的钙失衡,从而提高骨质疏松和骨折的发生率。

②维生素和微量元素缺乏:长期使用可能导致低镁血症风险;患者长期

高剂量使用后，有机铁和无机铁在十二指肠的吸收会减少，可能导致缺铁性贫血；导致食物中维生素 B_{12} 的吸收减少；高 pH 会降低胃内的维生素 C 浓度，从而导致胃液中的亚硝酸盐水平升高。

③胃嗜铬细胞瘤和类癌的形成：长期服用该类药物抑制胃酸分泌，由于胃内 pH 的改变，引起胃内的细菌过度生长，亚硝酸盐和促胃液素水平升高，引起胃嗜铬细胞增殖和类癌的形成，并可能导致胃癌的发生率上升。

④社区获得性肺炎(CAP)与医院获得性肺炎(HAP)：可能会提高社区获得性肺炎与医院获得性肺炎的发生率，但与社区获得性肺炎的严重程度无关。

⑤长期使用可能导致难辨梭状芽孢杆菌感染率提高。

⑥有报道长期使用可增加心脏病发作和死亡的风险。

3. 全新质子泵抑制剂——钾离子竞争型酸阻滞剂

(1) 定义：钾离子竞争型酸阻滞剂(potassium-competitive acid blockers, P-CABs)是以钾离子竞争性的方式可逆性地结合于质子泵，从而达到抑制胃酸分泌的作用。

(2) 常用药物：如瑞伐拉赞(RPZ)、沃诺拉赞。

(3) 药动学与药效学特点

1) P-CABs 具有较高的解离常数($pK_a \approx 6.0$~9.0)，在酸性环境中稳定，无须制成肠溶包衣。

2) P-CABs 在壁细胞酸性环境中的浓度高，比血浆中的浓度高 100 000 倍。

3) P-CABs 与 H^+,K^+-ATP 酶的钾离子结合位点竞争性结合，且结合过程是可逆性的。

4) P-CABs 与质子泵结合而无须历经传统的 PPI 的结构转化，首次给药即可迅速起效。

5) P-CABs 的半衰期长，24 小时抑酸作用稳定。

6) P-CABs 的抑酸能力受环境 pH 的影响较小。

7) P-CABs 的抑酸效果几乎不受 CYP2C19 基因多态性的影响。

8) P-CABs 联合 CYP3A4 抑制剂使用时的药动学变化较小，不需要调整剂量。

9) 随着瑞伐拉赞快速起效，血清促胃液素水平迅速提升，但停药后很快下降至正常基线。

(4) 不良反应

1) 瑞伐拉赞的总体安全性较高，极少数出现消化道症状(腹泻或便秘)，且症状短暂而轻微，尚未发现该药导致的肝损害。

2) 沃诺拉赞具有良好的耐受性，主要不良反应为胃肠功能紊乱、鼻咽炎或皮疹，程度较轻微；同时在超常剂量下也没有观察到导致 Q-Tc 间期延长的报道。

（三）抗促胃液素药

可抑制胃酸和胃蛋白酶原分泌，且对胃黏膜有保护和促进溃疡愈合的作用。但该类药物的抑酸效果远不及 H_2 受体拮抗剂及质子泵抑制剂，现已少用。

（四）选择性抗胆碱药

1. 选择性抗胆碱药 指对胃壁细胞的 M 受体有高度亲和力的药物，而对平滑肌、心肌和涎腺等的 M 受体亲和力低，一般治疗剂量下仅抑制胃酸分泌。

2. 注意事项 由于该类药物的抑酸效果一般，不及 H_2 受体拮抗剂及质子泵抑制剂，现已少用。

三、抗幽门螺杆菌治疗

1. 根除幽门螺杆菌的指征 由于胃溃疡患者 80%~90% 存在 Hp 感染，十二指肠溃疡患者的 Hp 感染率也超过 90%，因此 Hp 感染是消化性溃疡的常见重要病因。我国人群中的 Hp 感染率约为 50%，但并不是所有 Hp 感染患者都需要进行根除 Hp 治疗。根除幽门螺杆菌的指征具体见表 2-7。

表 2-7 根除幽门螺杆菌的指征

幽门螺杆菌阳性	强烈推荐	推荐
消化性溃疡（不论是否活动和有无并发症史）	√	
胃黏膜相关淋巴组织淋巴瘤	√	
慢性胃炎伴消化不良症状		√
慢性胃炎伴胃黏膜萎缩、糜烂		√
早期胃肿瘤已行内镜下切除或胃次全手术切除		√
长期使用质子泵抑制剂		√
胃癌家族史		√
计划长期服用非甾体抗炎药（包括低剂量的阿司匹林）		√
不明原因的缺铁性贫血		√
特发性血小板减少性紫癜		√
其他幽门螺杆菌相关性疾病（如淋巴细胞性胃炎、增生性胃息肉）		√
证实有幽门螺杆菌感染		√

2. 根除方案

(1) 目前推荐铋剂四联疗法作为我国主要的经验性根除 Hp 的方案，即 PPI+ 铋剂 +2 种抗生素。铋剂的主要作用是对 Hp 耐药菌株可额外增加 30%~40% 的根除率，且铋剂不耐药，短期应用的安全性高，治疗失败后的抗生素选择余地大。具体方案见表 2-8。

表 2-8 推荐的幽门螺杆菌根除四联方案中的抗生素组合、剂量和用法

方案	抗生素 1	抗生素 2
1	阿莫西林 1 000mg，2 次 /d	克拉霉素 500mg，2 次 /d
2	阿莫西林 1 000mg，2 次 /d	左氧氟沙星 500mg，1 次 /d；或 200mg，2 次 /d
3	阿莫西林 1 000mg，2 次 /d	呋喃唑酮 100mg，2 次 /d
4	四环素 500mg，3 次 /d 或 4 次 /d	甲硝唑 400mg，3 次 /d 或 4 次 /d
5	四环素 500mg，3 次 /d 或 4 次 /d	呋喃唑酮 100mg，2 次 /d
6	阿莫西林 1 000mg，2 次 /d	甲硝唑 400mg，3 次 /d 或 4 次 /d
7	阿莫西林 1 000mg，2 次 /d	四环素 500mg，3 次 /d 或 4 次 /d

注：①铋剂四联疗法为标准剂量的质子泵抑制剂 + 标准剂量的铋剂（2 次 /d，餐前半小时口服）+2 种抗生素（餐后口服）；②标准剂量的质子泵抑制剂为艾司奥美拉唑 20mg、雷贝拉唑 10mg（或 20mg）、奥美拉唑 20mg、兰索拉唑 30mg、泮托拉唑 40mg、艾普拉唑 5mg，以上选 1 种即可；③标准剂量的铋剂为枸橼酸铋钾 220mg（果胶铋的标准剂量待确定）。

(2) 由于阿莫西林的抗 Hp 作用强，不易产生耐药性，不过敏者的不良反应发生率低，因此含阿莫西林的方案是根除治疗的首选。

(3) 上述方案中的第 2 项含有左氧氟沙星的方案不推荐用于初次治疗，可作为补救治疗的备选方案。

(4) 补救治疗是指 Hp 感染初治失败后接受的再次或多次根除治疗。补救治疗方案原则上不重复以前使用过的方案，如已使用克拉霉素或左氧氟沙星应避免再次使用，主要是这 2 种抗生素的耐药率高，影响根除效果。若重复应用甲硝唑，需优化剂量，可增至 1 600mg/d；若前次治疗已使用优化剂量，则不应再次使用，建议至少间隔 3~6 个月再使用。

(5) 推荐经验性铋剂四联治疗方案的疗程为 10 或 14 天，并尽可能将疗程延长至 14 天，以提高根除率。

(6) 若患者对青霉素类药物过敏，则推荐如下抗生素方案组合，见表 2-9。

表 2-9　青霉素过敏者推荐的幽门螺杆菌根除四联方案中的抗生素组合

方案	抗生素 1	抗生素 2
1	四环素	甲硝唑
2	四环素	呋喃唑酮
3	四环素	左氧氟沙星
4	克拉霉素	呋喃唑酮
5	克拉霉素	甲硝唑
6	克拉霉素	左氧氟沙星

注:①方案 1 和 2 已得到推荐;②方案 5 和 6 中的 2 种抗生素耐药率很高,如果选用,应尽可能将疗程延长至 14 天。

(7)对于抑酸剂,建议选择作用稳定、疗效高、受 CYP2C19 基因多态性影响小的 PPI。同时也要注意行 Hp 根除治疗时的最适宜的 pH 及维持时间,见表 2-10。

表 2-10　疾病最适宜的 pH 及维持时间

疾病	适宜的胃内 pH	维持时间
根除 Hp	≥ 5	≥ 18 小时

3. 特殊人群注意事项

(1)儿童:①不推荐 14 岁以下的儿童常规检测 Hp。由于儿童感染 Hp 发生严重并发症的风险低,但根除的不利因素较多[抗菌药选择余地小(仅推荐阿莫西林、克拉霉素和甲硝唑)和对药物不良反应的耐受性低];另外,儿童的 Hp 感染有一定的自发清除率,根除后的再感染率也可能高于成人。②推荐有消化性溃疡的儿童行 Hp 检测和治疗。③对因消化不良行内镜检查的儿童建议行 Hp 检测与治疗。

(2)老年人:①一般而言,老年人(年龄 >70 岁)对根除 Hp 治疗药物的耐受性和依从性降低,发生不良反应的风险增加;②对老年人的 Hp 感染应进行获益 - 风险综合评估,个体化处理。

(3)孕妇:由于孕妇对抗生素选择余地小,对药物不良反应的耐受性低,不推荐根除 Hp。

(4)哺乳期妇女:由于所有 PPI 均会分泌入乳汁,因此对其应进行获益 - 风险综合评估,个体化处理。一般不推荐根除 Hp 治疗时继续哺乳。

(5)消化性溃疡并发出血的患者:对于该类患者,在出血停止后尽早开始根除治疗。

四、胃黏膜保护剂治疗

1. 定义 指促进胃黏膜细胞黏液和碳酸氢盐的分泌,促进内源性前列腺素合成,增加黏膜血流量,加速胃黏膜自身修复,从而保护和增强胃黏膜防御功能的药物。

2. 常用药物 如硫糖铝、前列腺素、铋剂、替普瑞酮、瑞巴派特、L-谷氨酰胺呱仑酸钠颗粒(麦滋林-S)等。

3. 药动学与药效学特点

(1)该类药物一般于餐后2~3小时服用。

(2)对于老年人消化性溃疡、难治性溃疡、巨大溃疡和复发性溃疡,建议在抑酸、抗Hp治疗的同时,联合应用胃黏膜保护剂。

表2-11为常用胃黏膜保护剂的药效学、药动学特性及特殊人群应用特点。

表2-11 常用胃黏膜保护剂的药效学、药动学特性及特殊人群应用特点

	硫糖铝	替普瑞酮	瑞巴派特
t_{max}/小时	—	呈双峰形,5和10	0.5~4
$t_{1/2}$/小时	—	—	2
血浆蛋白结合率	—	—	98.4%~98.6%
服药时间	餐前1小时或睡前	餐后半小时	早、晚及睡前
妊娠期	前3个月慎用	慎用	利大于弊时可考虑给药
哺乳期	L1	尚未确定安全性	可经母乳分泌,避免哺乳
禁忌	习惯性便秘者禁用	过敏者禁用	过敏者禁用
相互作用	干扰脂溶性维生素A、维生素D、维生素E、维生素K和西咪替丁的吸收;降低多酶片的疗效,两者不宜合用	—	—
不良反应	便秘,个别可出现口干、恶心、胃痛等,可与适当的抗胆碱药合用	肝功能障碍及黄疸,一旦出现应立即停药并采取适当的处理措施	氨基转移酶显著上升或同时出现发热、出疹等症状应停止服药,并采取适当的措施
其他	不宜与H_2受体拮抗剂合用,疗程不宜超过8周;肝肾不全者慎用;甲亢、营养不良性佝偻病、磷酸盐过少的患者不宜长期服用	—	老年人的生理功能低下,应注意消化系统不良反应

五、NSAID 溃疡防治

1. 对于存在应用 NSAID，有胃肠道损伤的危险因素的患者，可依据风险程度采用不同的方案。危险因素包括：①胃肠道溃疡病史；②年龄较大（>65岁）；③存在其他合并症（如糖尿病、肝硬化、缺血性心脏病、肿瘤、脑血管病变等）；④合并应用抗血小板药、抗凝血药、糖皮质激素、选择性 5- 羟色胺再摄取抑制药（SSRI）等；⑤慢性肾功能不全及血液透析患者；⑥合并 Hp 感染等。

2. NSAID 溃疡并发症的风险等级预防见表 2-12。

表 2-12 NSAID 溃疡并发症的预防建议

风险等级	危险因素	预防建议
高风险	曾有，特别是近期发生溃疡并发症；存在 2 个以上的危险因素	停用 NSAID 和阿司匹林；如不能停用，则选用选择性环氧合酶 -2 抑制剂 + 高剂量 PPI
中风险（1~2 个危险因素）	年龄 >65 岁；采用高剂量的 NSAID 和阿司匹林治疗，或联用 2 种以上的 NSAID；有溃疡病史但无并发症；合并应用 NSAID 和阿司匹林、抗凝血药或糖皮质激素	单独选用选择性环氧合酶 -2 抑制剂或非选择性 NSAID+PPI
低风险	无危险因素	可以应用非选择性 NSAID

3. 在病情允许的前提下，首选停用 NSAID。

4. 治疗药物首选质子泵抑制剂，可高效抑制胃酸分泌，显著改善患者的胃肠道症状，预防消化道出血，并能促进溃疡愈合。同时，可考虑联合使用胃黏膜保护剂。

六、并发出血的治疗

1. 对怀疑消化性溃疡并发出血时，尽可能在 24 小时内行急诊胃镜，对于出血风险分级为 Forrest Ⅰa~ Ⅱb 级的溃疡、胃镜下止血困难或止血效果不确定者、合并使用抗血小板药或 NSAID 者，推荐静脉给予大剂量的 PPI（如艾司奥美拉唑先静脉推注 80mg，随后以 8mg/h 持续静脉泵入）72 小时，并可依据患者的病情适当延长大剂量 PPI 的疗程，然后改成标准剂量的 PPI 静脉输注，2 次 /d，使用 3~5 天后，转成标准剂量的 PPI 口服直至溃疡愈合。同时也要注意最适宜的 pH 及维持时间，见表 2-13。

表 2-13 疾病最适宜的 pH 及维持时间

疾病	适宜的胃内 pH	维持时间
上消化道出血	≥ 6	≥ 20 小时

2. 对于接受低剂量阿司匹林用于心血管二级预防的患者，若内镜下出血风险分级为Forrest Ⅱc和Ⅲ级，可即刻恢复阿司匹林治疗；若内镜下出血风险分级为Forrest Ⅰa、Ⅰb、Ⅱa和Ⅱb级，充分止血3天后，亦可恢复阿司匹林治疗。

3. 对于抗栓治疗的患者，发生消化道出血后应个体化处理，出血稳定后1周重启抗栓可能是合理的选择。

第三节 常见处方审核案例详解

案例1

【处方描述】

性别：女 年龄：43岁

临床诊断：胃溃疡。

处方内容：

5% 葡萄糖氯化钠注射液	100ml	q.d.	iv.gtt
注射用兰索拉唑	30mg		

【处方问题】溶媒选择不适宜。

【机制分析】兰索拉唑为含有吡啶环与苯并咪唑环的亚砜类活性物质，具有亚磺酰基，是脂溶性的弱碱性化合物，pK_{a_1}为3.83，其水溶液不稳定；而5%葡萄糖注射液的pH为3.5~5.5，呈现酸性，pH降低会造成兰索拉唑不稳定性增加，分解速度加快。本处方属于溶媒选择不适宜。

【干预建议】建议选用100ml氯化钠注射液配制。

案例2

【处方描述】

性别：男 年龄：59岁

既往史：3个月前行冠状动脉支架植入术。

临床诊断：冠状动脉支架植入术后。

处方内容：

奥美拉唑肠溶片	20mg	q.d.	p.o.
阿司匹林肠溶片	100mg	q.d.	p.o.
氯吡格雷片	75mg	q.d.	p.o.

【处方问题】联合用药不适宜。

【机制分析】有研究表明氯吡格雷与奥美拉唑联用可能会导致心血管事件增加。因为氯吡格雷为无活性的前体药物，需在肝脏中经 CYP2C19 代谢成活性代谢产物发挥药理作用。由于奥美拉唑的代谢大部分依赖于 CYP2C19，其会竞争性地抑制 CYP2C19 活性，使得氯吡格雷的活化受到影响，降低其药理作用，用药患者发生血栓的风险加大。本处方属于联合用药不适宜。

【干预建议】建议在权衡获益与风险后对患者实行个体化治疗，可选择较少或不经 CYP2C19 代谢的 PPI 制剂如泮托拉唑、雷贝拉唑。

案例 3

【处方描述】

性别：女　年龄：42 岁

过敏史：有青霉素过敏性休克史。

临床诊断：胃溃疡（S 期）（Hp+）。

处方内容：

奥美拉唑镁肠溶片	20mg	b.i.d	p.o.
四环素片	0.5g	b.i.d	p.o.
甲硝唑片	0.4g	b.i.d	p.o.

【处方问题】遴选药品不适宜；用法、用量不适宜。

【机制分析】①患者诊断为胃溃疡，Hp（+），有根除 Hp 治疗指征。②目前推荐铋剂四联疗法作为主要的经验性根除 Hp 的方案，四联方案因含有铋剂，具有更高的根除率。同时，四环素的剂量建议为 500mg t.i.d.，该处方中四环素的用量不适宜。③抑酸剂在根除方案中起重要作用，选择作用稳定、疗效高、受 CYP2C19 基因多态性影响较小的 PPI 可提高根除率，而奥美拉唑易受 CYP2C19 基因多态性的影响，因此不建议选用奥美拉唑。本处方属于遴选药品不适宜，用法、用量不适宜。

【干预建议】①加用铋剂；②根除方案中，四环素的剂量建议为 500mg t.i.d.；③必要时可将奥美拉唑替换为受 CYP2C19 基因多态性影响较小的 PPI，如泮托拉唑、雷贝拉唑。

案例 4

【处方描述】

性别:男 年龄:25 岁

既往史:既往体健,此次因“上腹部不适 2 天”入院,生命体征平稳,行胃镜检查提示十二指肠球部溃疡 (S_1 期),^{13}C 呼气试验 (+),目前普通饮食。

临床诊断:十二指肠球部溃疡。

处方内容:

0.9% 氯化钠注射液	100ml	b.i.d.	iv. gtt
注射用奥美拉唑	40mg		
胶体果胶铋胶囊	200mg	b.i.d.	p.o.
阿莫西林胶囊	1 000mg	b.i.d.	p.o.
左氧氟沙星胶囊	500mg	b.i.d.	p.o.
替普瑞酮胶囊	50mg	t.i.d.	p.o.

【处方问题】遴选药品不适宜;用法、用量不适宜。

【机制分析】①患者十二指肠球部溃疡,且 ^{13}C 呼气试验(+),有根除 Hp 治疗指征;②该患者进行 Hp 根除治疗,从处方中提取信息,患者既往体健,推测其此次进行 Hp 根除治疗是首次根除,而由于左氧氟沙星在根除 Hp 中的耐药率很高,不推荐用于首次根除;③患者年轻,既往体健,不符合特殊类型溃疡,不推荐联合使用胃黏膜保护剂替普瑞酮;④该患者目前生命体征平稳,普通饮食,溃疡为 S_1 期,不推荐静脉使用 PPI;⑤根除 Hp 治疗方案中,左氧氟沙星的剂量不适宜。本处方属于遴选药品不适宜,用法、用量不适宜。

【干预建议】①询问患者确定是否为首次根除治疗,若是则不推荐使用左氧氟沙星,建议使用克拉霉素或四环素;②停用替普瑞酮;③将注射用奥美拉唑替换为受 CYP2C19 基因多态性影响较小的 PPI,且口服用药即可;④推荐左氧氟沙星胶囊的剂量为 500mg 1 次 /d 或 200mg 2 次 /d。

案例 5

【处方描述】

性别:女 年龄:38 岁 身高:163cm 体重:75kg

现病史:患者的职业为厨师,常常进食不规律。有高血压 8 年,规律服用硝苯地平控释片,血压控制平稳。半年前开始出现偏头痛,每次发作时均自行服用布洛芬可缓解。患者近2个月反复上腹部疼痛，多发生于两餐之间，有时会在夜间疼醒；近2日出现大便变黑，每天2次，为成形便，200~500g/次，伴有一过性头晕、心慌，自行服用铝碳酸镁咀嚼片可稍缓解，但维持时间不长。

临床诊断：十二指肠球部溃疡（A_1期，Forrest Ⅰb级）。

处方内容：

奥美拉唑肠溶片	20mg	q.d.	p.o.

【处方问题】药品剂型或给药途径不适宜；联合用药不适宜。

【机制分析】①该患者的临床表现为黑便，且伴有一过性头晕、心慌，出现周围循环不足的表现，诊断为十二指肠球部溃疡（A_1期，Forrest Ⅰb级），再出血的发生率达55%。同时，对于上消化道出血患者要求其胃内最适pH应≥6，且需维持20小时以上，因此使用口服剂型不适宜。②该患者长期服用硝苯地平，与奥美拉唑合用，两药在体内的消除均会减慢，其中奥美拉唑可使硝苯地平的AUC值增加21%~26%，胃内pH从1.4上升至4.2，虽有报道临床意义不大，但仍需谨慎联用。本处方属于药品剂型或给药途径不适宜，联合用药不适宜。

【干预建议】①可考虑将PPI改为注射剂型；②将奥美拉唑替换为受CYP2C19影响小的PPI，如泮托拉唑、雷贝拉唑。

案例6

【处方描述】

性别：男　年龄：28岁

临床诊断：胃溃疡；幽门螺杆菌感染。

处方内容：

艾司奥美拉唑镁肠溶片	20mg	q.d.	p.o.
枸橼酸铋雷尼替丁片	0.2g	b.i.d.	p.o.
阿莫西林分散片	1g	b.i.d.	p.o.
克拉霉素分散片	0.5g	b.i.d.	p.o.

【处方问题】用法、用量不适宜。

【机制分析】①根除Hp的含铋剂四联疗法中，PPI的用量不适宜，建议PPI宜每日2次以使胃内达到最佳pH；②枸橼酸铋雷尼替丁含有铋剂和雷尼替丁，两者的比例为1∶1.1，使用0.2g b.i.d.方案中所含的铋剂剂量不足，且该处方中已有抑酸剂。本处方属于遴选药品不适宜，用法、用量不适宜。

【干预建议】①调整 PPI 为每日 2 次;②更换铋剂单方制剂。

第四节 小 结

抑酸治疗是消化性溃疡治疗中最重要和最基本的治疗,也是消化性溃疡的首选治疗。选择抑酸治疗的药物要依据患者的疾病严重程度、禁忌证、可能的不良反应、合理的剂型、与其他药物间的相互作用,以及特殊人群(如儿童、孕妇、哺乳期妇女、老年人、肝病患者等)的需求等因素综合考虑。同时,根据消化性溃疡的不同病因,选择有针对性的治疗方案也是至关重要的,如 *H.pylori* 感染的患者依据根除治疗指征以及既往用药史选择最适的治疗方案。药师在进行消化性溃疡疾病处方审核时,需要注意以下几点:

1. 审核所选用的抑酸剂的剂型、给药途径与患者的疾病严重程度相符合,对于内镜下溃疡分级为 Forrest Ⅲ级的患者不建议使用静脉用 PPI 制剂。

2. 在审核幽门螺杆菌根除治疗方案中,注意选用的抗菌药的耐药性、首次根除率等,如含有左氧氟沙星的四联根除疗法不推荐用于患者的首次根除治疗,同时也要注意治疗的规范性及药物的用法用量、疗程等。

3. 关注特殊人群的用药安全性。对于严重肝功能损害患者要注意不同剂型的 PPI 的最大使用剂量;进行幽门螺杆菌根除治疗时,要注意风险 - 获益比。

4. 对于预防应激性溃疡的处方,要注意预防应用的指征、疗程、给药途径等。

5. 关注药品的特殊不良反应,如 PPI 制剂的肝毒性,以及长期使用后的各种不良反应,要严格把握适应证,避免滥用。

6. 注意药物间相互作用,如奥美拉唑与氯吡格雷间的相互作用。

7. 注意药物联用的合理性,是否存在重复用药或者作用机制是否相同或相似。一般情况下,不推荐药理作用相同或者相似的 2 种药物联用,如不推荐铝碳酸镁与替普瑞酮或铋剂等均有胃黏膜保护作用的药物联合使用。

(江 晟 邓惠容 常惠礼)

参考文献

[1] 葛均波,徐永健. 内科学 [M]. 8 版. 北京:人民卫生出版社,2013.
[2] 陈新谦,金有豫,汤光. 陈新谦新编药物学 [M]. 18 版. 北京:人民卫生出版社,2019.
[3] S. C. 斯威曼. 马丁代尔药物大典(原著第 37 版)[M]. 李大魁,金有豫,汤光,等译. 北京:化学工业出版社,2014.
[4] 中国医院协会药事管理专业委员会. 质子泵抑制剂临床应用的药学监护 [M]. 北京:人民卫生出版社,2013.

[5] 中华消化杂志编委会, 上海交通大学医学院附属瑞金医院消化科. 消化性溃疡诊断与治疗规范 (2016 年, 西安)[J]. 中华消化杂志, 2016, 36 (8): 508-513.
[6] 中华医学会消化病学分会幽门螺杆菌和消化性溃疡学组, 全国幽门螺杆菌研究协作组. 第五次全国幽门螺杆菌感染处理共识报告 [J]. 中华消化杂志, 2017, 37 (6): 364-378.
[7] 李雨濛, 马军, 段芳龄. ACG 临床指南 : 幽门螺杆菌感染的治疗 [J]. 胃肠病学和肝病学杂志, 2017, 26 (6): 601-624.
[8] 李健, 段芳龄. 2017 IHPWG 共识 : 爱尔兰成人幽门螺杆菌感染的诊断和治疗 [J]. 胃肠病学和肝病学杂志, 2017, 26 (6): 625-632.
[9] 抗栓治疗消化道损伤防治中国专家组, 中日友好医院国际医疗部, 北京大学第三医院消化科. 抗栓治疗消化道损伤防治中国专家建议 (2016·北京)[J]. 中华内科杂志, 2016, 55 (7): 564-567.
[10] 国家风湿病数据中心, 中国系统性红斑狼疮研究协作组, 中国医学科学院北京协和医学院北京协和医院风湿免疫科 . 非甾体消炎药相关消化道溃疡与溃疡并发症的预防与治疗规范建议 [J]. 中华内科杂志, 2017, 56 (1): 81-85.
[11] 抗血小板药物消化道损伤的预防和治疗中国专家共识组 . 抗血小板药物消化道损伤的预防和治疗中国专家共识 (2012 更新版)[J]. 中华内科杂志, 2013, 52 (3): 264-270.
[12] 柏愚, 李延青, 任旭, 等 . 应激性溃疡防治专家建议 (2015 版)[J]. 中华医学杂志, 2015, 95 (20): 1555-1557.
[13] 广东省药学会 . 预防性使用质子泵抑制剂及处方精简专家指导意见 [EB/OL].[2019-07-01]. http://www. sinopharmacy. com. cn/download/79. html.

第三章
胃食管反流病处方审核案例详解

第一节　胃食管反流病概述

一、定义

胃食管反流病(gastroesophageal reflux disease，GERD)是指胃、十二指肠内容物反流入食管引起反酸、胃灼热等症状，反流也可引起口腔、咽喉、气道等食管邻近组织的损害，出现食管外表现，如哮喘、慢性咳嗽、特发性肺纤维化、声嘶、咽喉炎和牙蚀症等。

依据反流是否导致食管黏膜糜烂、溃疡，将 GERD 分为 2 种类型：

1. 反流性食管炎(reflux esophagitis)，又称糜烂性食管炎，可以合并食管狭窄、溃疡和消化道出血。

2. 非糜烂性反流病(non-erosive reflux disease，NERD)，此种类型最常见。

二、流行病学

胃食管反流病是一种常见病、多发病，在西方国家十分常见，一般有 10%~20% 的人群，近期报道也有高达 20% 以上的人群有胃食管反流症状。2019年《胃食管反流病基层诊疗指南》中，我国尚缺乏大规模的流行病学资料，有 meta 分析显示国内的 GERD 患病率为 12.5%，且呈现南低北高的特点，考虑可能与饮食、生活习惯等有关，且 GERD 的发病率呈上升趋势，且有年轻化趋向。

该病随年龄增长而增多，除与妊娠有关外，男、女发病无显著性差异，40~60 岁为发病的高峰期，但目前该病发病呈年轻化。男性 GERD 多于女性，两者为(2~3)∶1。

三、发病机制及病因学

(一)发病机制

胃食管反流病是由多种因素造成的以食管下括约肌(lower esophageal sphincter,LES)功能障碍为主的胃食管动力障碍性疾病,系抗反流防御机制减弱和胃酸、胃蛋白酶及胆汁等反流物对食管黏膜的攻击作用增强所致。

(二)病因学

1. 抗反流屏障

(1)食管下括约肌压力低下:LES 压力降低是引起胃食管反流病的主要原因。一般正常人在静息状态下 LES 保持张力性收缩,当有吞咽动作时,LES 会反射性松弛,压力下降,通过正常的食管蠕动推动食物进入胃内,然后又恢复到正常水平,并出现一个反应性的压力增高以防止食物反流。当胃及腹腔内压力增高时,LES 会发生反应性地主动收缩使其压力超过增高的胃内压,起到抗反流作用。但常常因某些因素(如食物、药物、激素等)使这种正常的功能发生紊乱,从而引起胃内容物反流入食管,见表 3-1。

表 3-1 降低 LES 压力,加重 GERD 的药物和食物

分类	具体品种	
食物	大蒜、洋葱、薄荷、巧克力、红辣椒粉、脂类膳食、咖啡、可乐、茶、酒精	
药物	钙通道阻滞剂	硝苯地平、维拉帕米、地尔硫䓬等
	硝酸酯类	硝酸甘油、硝酸异山梨酯、单硝酸异山梨酯等
	α 肾上腺素受体拮抗剂	酚妥拉明
	β 肾上腺素能药物	异丙肾上腺素
	抗胆碱药	阿托品、山莨菪碱、东莨菪碱等
	茶碱	氨茶碱等
	麻醉药	哌替啶、吗啡等
	苯二氮䓬类	地西泮、阿普唑仑等
激素	孕激素、雌激素、黄体酮、胆囊收缩素、胰高血糖素、血管活性肠肽等	

(2)食管下括约肌周围组织的功能减弱:如缺少腹腔段食管、食管裂孔疝等均可破坏正常的抗反流功能。

(3)一过性食管下括约肌松弛:存在与吞咽无关的 LES 松弛,短暂的 LES 松弛与 GERD 患者的酸反流更相关。

2. 食管廓清能力降低　当食管蠕动振幅减弱或消失,或出现病理性蠕动

时，食管通过蠕动清除反流物的能力下降，同时也延长反流的有害物质对黏膜的损伤时间。

3. 食管黏膜屏障功能破坏 任何导致食管黏膜屏障作用下降的因素（如吸烟、饮酒等）将使食管黏膜不能抵御反流物的损害；当黏膜防御屏障受损时，即使正常的反流（包括胃酸、胃蛋白酶等）也可能导致 GERD。

4. 反流物对食管黏膜的攻击作用 反流物刺激和损害食管黏膜，其受损程度与反流物的质和量有关，也与反流物与黏膜接触的时间、部位有关。胃酸、胃蛋白酶等是反流物中损害食管黏膜的主要成分，见表 3-2。

表 3-2 直接刺激食管黏膜，加重 GERD 的药物和食物

分类	具体品种
食物	辛辣食物、番茄汁、橙汁、咖啡等
药物	阿仑膦酸钠、铁剂（多糖铁等）、NSAID、奎尼丁、氯化钾
分泌物	胃酸、胃蛋白酶、非结合胆盐、胰酶等

5. 食管感觉异常 部分患者对食管感觉过敏，对痛阈降低、对酸敏感性增加。

6. 胃、十二指肠功能失调 胃排空延迟使胃充盈时间延长，胃内压超过 LES 压力，从而发生更多的餐后反流现象；胃内容物增加导致胃扩张，致使贲门食管段缩短，使得抗反流屏障功能降低。

7. 其他因素 肥胖、婴儿、妊娠期易患胃食管反流病，糖尿病、硬皮病、腹压增加（如腹水等）、抑郁症等也常有胃食管反流症状。

四、临床表现

胃食管反流病的临床表现多样，且患者的症状严重程度与病情严重程度并不一致，主要有以下 4 种表现。

1. 反流症状 反酸、反食、嗳气、打嗝等，平卧或身体前倾时明显；反酸伴有胃灼热是 GERD 最常见的症状，通常在餐后 1 小时出现。

2. 反流物刺激食管引起的症状 胃灼热、胸骨后疼痛及上腹痛等为 GERD 的不典型症状，餐后和平卧位易于出现，咳嗽、弯腰等明显。胸骨后疼痛严重时可为剧烈刺痛，酷似心绞痛，可伴有或不伴有胃灼热和反流。上腹痛可能是由于消化道功能紊乱所致，症状呈间歇性，进食固体或液体食物均可发生。

3. 食管以外的刺激症状 如口腔溃疡、咽喉炎、咳嗽、哮喘等，这是由于反流物吸入气道，刺激支气管黏膜引起的炎症和痉挛导致的。

4. 其他症状 GERD 可导致许多严重的并发症，如因食管黏膜炎症、糜烂

及溃疡等引起上消化道出血；食管炎反复发作导致纤维组织增生、瘢痕狭窄；在食管黏膜的修复过程中，食管贲门交界处的齿状线以上的食管鳞状上皮被特殊的柱状上皮取代而形成 Barrett 食管，其伴有的特殊肠上皮化生是食管腺癌的主要癌前病变。

第二节　胃食管反流病治疗管理

治疗目的在于缓解临床症状，减少疾病复发率，促进受损黏膜愈合，避免并发症。治疗方案包括初始治疗、维持治疗，以及对夜间酸突破的控制。

一、一般治疗

1. 改变生活方式，包括①戒烟戒酒；②减轻体重；③当平卧时症状加重，推荐使用楔形床垫抬高床头 15~25cm，而非仅仅抬高枕头；④避免穿着紧身衣。

2. 进食易消化的食物，减少脂肪摄入，避免食用巧克力、咖啡、薄荷、浓茶等刺激性食物，避免食用酸性水果和蔬菜，避免饮用碳酸饮料，睡前 3 小时不进食。

3. 避免使用加重 GERD 的药物。

二、抑酸治疗

抑酸治疗是胃食管反流病的主要治疗方法，适用于经 2 周的生活方式改变和指导治疗无效的患者，要求的适宜的 pH 以及所需维持的时间见表 3-3。主要治疗药物包括抗酸药和抑酸剂(具体药物介绍可参考第二章第二节)。

表 3-3　疾病最适宜的 pH 及维持时间

疾病	适宜的胃内 pH	维持时间
胃食管反流病	≥ 4	≥ 18 小时

(一) 抗酸药

该类药物可作为 GERD 的初始治疗，可迅速中和胃酸，提高胃内及食管下段 pH，从而降低胃蛋白酶活性，减少酸性胃内容物对食管黏膜的损伤。可快速缓解症状，但对治愈食管炎的效果不佳。同时，这类药物作用短暂，常需反复给药。

(二) 抑酸剂

1. H_2 受体拮抗剂　是临床常用的抑酸剂，可竞争性地拮抗组胺刺激胃酸分泌，可明显抑制昼夜基础胃酸分泌，以及组胺、五肽促胃液素、进食等刺激诱发的胃酸分泌，呈剂量依赖性。该类药物几乎能完全抑制夜间胃酸分泌、抑制迷走神经刺激的胃酸分泌，几乎能够减少 24 小时胃酸分泌的 50%~70%，但是不能有效地抑制食物刺激的胃酸分泌，适用于轻、中度患者。且该类药物初用时抑酸效果较好，长期使用会出现受体耐受性而使抑酸作用逐渐降低，因此不适合用于长期治疗。

2. 质子泵抑制剂　是 GERD 治疗的首选药物，通过选择性地抑制胃壁细胞膜中的 H^+,K^+-ATP 酶，阻断胃酸分泌的最终环节，从而产生强有力的抑酸作用。该类药物的抑酸作用稳定，长期使用并不会出现类似于 H_2 受体拮抗剂的受体耐受性而作用下降。多个 meta 分析显示，在食管炎愈合率、愈合速度和反流症状缓解率方面，PPI 均优于 H_2 受体拮抗剂。适用于重症或应用 H_2 受体拮抗剂治疗无效的患者。

在单剂量 PPI 治疗无效时，推荐可改用双倍剂量(建议应分 2 次分别在早餐前和晚餐前半小时服用，能够更好地控制胃内 pH，效果更优)；一种 PPI 无效时，可尝试换用另一种 PPI。为了更好地控制症状，获得更为理想的食管炎愈合情况，建议 PPI 治疗的疗程至少需 8 周，若延长治疗时间甚至可达 100% 的疗效。

对于每天早、晚 2 次餐前服用标准剂量的 PPI 的患者，若在夜间仍出现胃内 pH<4 的时间 >1 小时，要注意调整 PPI 的剂量；或者睡前加服 1 次 H_2 受体拮抗剂；或换用半衰期较长的 PPI。

3. 钾离子竞争型酸阻滞剂　临床试验已证实沃诺拉赞在 NERD、反流性食管炎方面有效，且耐受性良好。

三、改善食管下括约肌功能状态治疗

这类药物可增加 LES 压力，改善食管蠕动功能，从而增强食管廓清能力，促进胃排空，减少胃内容物反流入食管，并减少在食管中暴露的时间。临床上以胃肠促动药为主(表 3-4)。但该类药物在 GERD 的治疗中，仍作为抑酸治疗的辅助治疗。

表 3-4　常用的胃肠促动药

通用名	适应证	作用靶点	作用部位	心脏 Q-T 间期	锥体外系	代谢途径
甲氧氯普胺	用于各种病因所致的恶心、呕吐的对症治疗；反流性食管炎、胆汁反流性胃炎、迷走神经切除后的胃排空延缓、糖尿病性胃轻瘫等胃排空障碍	D_2 受体拮抗剂 /5-HT_4 受体激动剂，轻度抑制 5-HT_3 受体	上消化道	个案报道	多见	CYP2D6

续表

通用名	适应证	作用靶点	作用部位	心脏Q-T间期	锥体外系	代谢途径
多潘立酮	由胃食管反流病、胃排空延缓、食管炎等引起的消化不良症状	D_2受体拮抗剂	上消化道	延长	个案报道	CYP3A4
莫沙必利	缓解慢性胃炎伴有的消化系统症状	5-HT_4受体激动剂	全消化道	个案报道	无	CYP3A4
伊托必利	因胃肠动力减慢引起的消化不良症状	D_2受体拮抗剂/胆碱酯酶抑制剂	全消化道	无影响	个案报道	黄素单加氧酶
氯波必利	因胃排空延缓、胃食管反流病、胃炎、食管炎所引起的上腹饱胀、疼痛、恶心、呕吐、嗳气、反酸、食欲缺乏、消化不良及便秘，糖尿病性胃轻瘫和恶心、呕吐时的对症治疗	D_2受体拮抗剂	全消化道	无影响	个案报道	葡糖醛酸

四、黏膜保护治疗

黏膜保护剂可增加食管黏膜的抗反流屏障，减少反流物对食管黏膜的刺激和损伤，但不减少胃酸或胃蛋白酶分泌，对 LES 压力无影响。

五、维持治疗

胃食管反流病是一种慢性、反复发作的疾病，因此，长期维持治疗是控制 GERD 的关键。可以根据患者的个体情况，采取维持原剂量、剂量减半、间歇用药或按需给药，用最小的剂量达到长期治愈的目的。

1. 原剂量或减量维持 通常用于严重的反流性食管炎，每日 1 次 PPI，长期使用。

2. 间歇用药 PPI 的日剂量不变，隔日给药，延长疗程。如症状反复出现，则增至足量 PPI 维持。

3. 按需给药 NERD 可采用此法维持治疗，当症状出现时给药，缓解后停用。

六、难治性胃食管反流病的治疗

难治性 GERD 患者一般为采用双倍剂量的 PPI 治疗 8~12 周后，胃灼热和/

或反流等症状仍无明显改善的人群。需对此类人群的用药依从性进行评估，并对患者的 CYP2C19 及 CYP3A4 基因型进行检测，以判断是否为快代谢型，选用适宜的 PPI 治疗。

七、并发症的治疗

胃食管反流病的常见并发症为食管狭窄、溃疡，以及 Barrett 食管。对于食管溃疡，通常需要大剂量的 PPI 和黏膜保护剂进行治疗。

八、特殊人群的治疗

1. 儿童 GERD　由于 LES 发育不成熟，大多数婴儿都是生理性反流而无临床症状，可进行相应的生活上的调整，包括少食多餐、餐后保持直立体位等。部分儿童可使用 PPI（如奥美拉唑）来进行治疗。

2. 老年 GERD　有报道，由于老年人的胃排空减慢、唾液分泌减少、胃肠活动减弱、防御功能降低，如需使用，建议每日 1 次 PPI，效果较好；同时，当老年人合并使用多种药物时，要注意与 PPI 是否会发生相互作用，以免影响疗效或产生不良反应。

3. 妊娠期 GERD　妊娠期由于雌激素、黄体酮水平升高，LES 张力降低，且随着孕期延长，LES 张力呈进行性降低；另外，由于妊娠，子宫增大引起腹内压、胃内压升高，导致孕妇成为 GERD 的高发人群。但由于 PPI 对孕妇的安全性资料有限，因此，仍建议先调整生活方式，考虑使用胃黏膜保护剂，若效果不佳，在充分评估获益 - 风险比后再考虑使用 PPI。

第三节　常见处方审核案例详解

案例 1

【处方描述】

性别：男　年龄：35 岁

既往史：2 型糖尿病。

临床诊断：胃食管反流病。

处方内容：

雷尼替丁胶囊	150mg	b.i.d.	p.o.
磷酸铝凝胶	40g	b.i.d.	p.o.
格列本脲片	2.5mg	t.i.d.	p.o.

【处方问题】用法、用量不适宜;联合用药不适宜。

【机制分析】①该患者有2型糖尿病,而20g磷酸铝凝胶中含有2.7g蔗糖,糖尿病患者使用时建议不超过20g,否则不利于血糖控制,故本处方中的磷酸铝凝胶用法、用量不适宜;②雷尼替丁可增加磺酰脲类药物的降糖作用,出现低血糖反应症状,建议糖尿病患者避免同时应用雷尼替丁与磺酰脲类药物,故本处方属于联合用药不适宜。

【干预建议】①建议更改磷酸铝凝胶为铝碳酸镁片或将磷酸铝凝胶的剂量调整为20g/d;②建议将雷尼替丁调整为质子泵抑制剂如奥美拉唑、泮托拉唑等,或更改降糖方案。

案例2

【处方描述】

性别:男　年龄:89岁

既往史:帕金森病。

临床诊断:胃食管反流病。

处方内容:

甲氧氯普胺片	10mg	t.i.d.	p.o.
奥美拉唑肠溶片	20mg	b.i.d.	p.o.

【处方问题】遴选药品不适宜;用法、用量不适宜。

【机制分析】①患者高龄,既往有帕金森病史,而甲氧氯普胺可能因拮抗多巴胺受体,使胆碱能受体相对亢进而导致明显的锥体外系反应,故本处方属遴选药品不适宜;②由于老年人的胃排空减慢、唾液分泌减少、胃肠活动减弱、防御机制降低,如需使用,建议每日使用1次PPI,效果较好。

【干预建议】①换用莫沙必利治疗;②将奥美拉唑的剂量调整为20mg q.d.,同时需注意是否合并其他药物间的相互作用。

案例3

【处方描述】

性别:男　年龄:54岁　身高:170cm 体重90kg

既往史:高血压病史10余年,服用硝苯地平控释片30mg q.d.、培哚普利片4mg q.d.及阿司匹林肠溶片100mg q.d.,自诉血压控制尚可,平素BP 125/82mmHg左右。

烟酒史:平素爱饮茶及酒,不吸烟。

现病史：患者诉1个月前无明显诱因下出现进食后反酸，食物可反流至口腔，空腹时缓解，伴有胸骨后疼痛，呈刺痛，无其他部位放射痛。外院胃镜示食管炎；心电图示窦性心律。给予药物治疗后，患者诉症状改善不明显，第3天患者出现少许咳嗽、咳痰，并伴有咽痛，无发热。

临床诊断：胃食管反流病；上呼吸道感染。

处方内容：

奥美拉唑钠肠溶片	40mg	q.d.	p.o.
复方甲氧那明胶囊	2粒	t.i.d.	p.o.

【处方问题】遴选药品不适宜；用法、用量不适宜。

【机制分析】该患者诊断为胃食管反流病，患者的症状改善不明显，应从以下几个方面分析可能存在的原因：①患者的依从性差，服药不规范；②选择的抑酸剂不合适该患者；③存在夜间酸突破；④存在非酸反流；⑤患者的内脏敏感性高；⑥合并使用加重GERD症状的药物；⑦奥美拉唑用量过少，抑酸作用不足。奥美拉唑为第一代质子泵抑制剂，主要经CYP2C19代谢，易受基因多态性的影响；同时，患者使用的硝苯地平控释片、阿司匹林肠溶片及复方甲氧那明胶囊均可能会加重胃食管反流病的症状，不推荐使用；硝苯地平与奥美拉唑合用，两者在体内的消除均有所减慢，其中奥美拉唑可使硝苯地平的AUC增加21%~26%，胃内pH从1.4上升至4.2，虽不确定两者合用是否有临床意义，但建议避免合用。故本处方属于遴选药品不适宜，用法、用量不适宜。

【干预建议】①奥美拉唑的剂量可调整为2次/d，并告知患者服用奥美拉唑应在早、晚餐前半小时服用。②建议该患者可行CYP2C19基因型检测，若为慢代谢者，可换用受该基因影响小的药物治疗；若效果仍不明显，建议晚睡前加用1次H_2受体拮抗剂。③硝苯地平控释片、阿司匹林肠溶片及复方甲氧那明胶囊均会加重GERD的症状，建议换药。④改善生活方式，减肥，戒烟酒，不饮浓茶、咖啡等，睡觉时可抬高床头15~25cm，少食多餐，进食易消化的食物，减少胃酸反流。

第四节 小 结

胃食管反流病越来越常见，首先要改变生活方式，同时也要注意避免使用加重反流症状的药物。依据患者的具体情况，给予个体化治疗，治疗上可选用H_2受体拮抗剂、PPI以及胃肠促动药等。

抑酸治疗是胃食管反流病的最重要和最基本的药物治疗，其中质子泵抑制剂是胃食管反流病治疗的首选药物。选择抑酸治疗药物的基本原则是迅速缓解症状,降低疾病复发率,促进受损黏膜愈合,避免并发症。药师在进行胃食管反流病处方审核时,需要注意以下几点:

1. 审核所选用的抑酸剂的剂型、给药途径、用法用量与患者的疾病严重程度是否相符合,在使用单剂量的 PPI 治疗无效时可改用双倍剂量,一种 PPI 无效可换用另一种 PPI。使用双倍剂量的 PPI 时,应分 2 次分别在早、晚餐前服用,有利于更好地控制胃内 pH。

2. 注意 PPI 治疗的疗程。

3. 在关注治疗疗程的同时,也要注意到 PPI 的不良反应,如肝毒性,以及长期治疗所带来的可能的不良反应。

4. 注意患者的合并用药,注意有无使用加重 GERD 的药物,如降低 LES 压力和直接刺激食管黏膜的药物。

5. 注意药物间相互作用,如奥美拉唑与氯吡格雷间的相互作用。

6. 注意抑酸剂与胃肠促动药的服用时间,避免影响药动学。

（江 晟　邓惠容　常惠礼）

参考文献

[1] 葛均波, 徐永健. 内科学 [M]. 8 版. 北京 : 人民卫生出版社, 2013.

[2] 陈新谦, 金有豫, 汤光. 陈新谦新编药物学 [M]. 18 版. 北京 : 人民卫生出版社, 2019.

[3] S. C. 斯威曼. 马丁代尔药物大典 (原著第 37 版)[M]. 李大魁, 金有豫, 汤光, 等译. 北京 : 化学工业出版社, 2014.

[4] 中华医学会消化病学会, 中山大学附属第一医院消化内科. 2014 年中国胃食管反流病专家共识意见 [J]. 中华消化杂志, 2014, 34 (10): 649-661.

[5] 中华中医药学会脾胃病分会, 首都医科大学附属北京中医医院消化中心, 上海中医药大学附属岳阳中西医结合医院消化科. 胃食管反流病中医诊疗专家共识意见 (2017 年)[J]. 中国中西医结合消化杂志, 2017, 25 (5): 321-326.

[6] 中华医学会, 中华医学会杂志社, 中华医学会消化病学分会, 等. 胃食管反流病基层诊疗指南 (2019 年)[J]. 中华全科医师杂志, 2019, 18 (7): 635-641.

[7] 中华医学会, 中华医学会杂志社, 中华医学会消化病学分会, 等. 胃食管反流病基层诊疗指南 (实践版·2019)[J]. 中华全科医师杂志, 2019, 18 (7): 642-646.

[8] 中国医疗保健国际交流促进会胃食管反流多学科分会, 中国人民解放军火箭军特色医学中心胃食管反流病科. 中国胃食管反流病多学科诊疗共识 [J]. 中国医学前沿杂志 (电子版), 2019, 11 (9): 30-56.

[9] 林三仁. 消化内科学高级教程 [M]. 北京 : 中华医学电子音像出版社, 2016.

第四章
慢性病毒性肝炎处方审核案例详解

慢性病毒性肝炎一般是指病程持续半年以上的病毒性肝炎。到目前为止，病毒性肝炎主要分为甲、乙、丙、丁、戊5型。其中甲型和戊型病毒性肝炎是经消化道，即粪-口途径传播的疾病，在免疫功能正常的个体只引起急性病毒性肝炎；乙型、丙型和丁型肝炎均为经血液途径传播的疾病，它们既可以引起急性病毒性肝炎，又可以引起慢性病毒性肝炎。临床上需要进行抗病毒治疗的主要是慢性乙型病毒性肝炎和慢性丙型病毒性肝炎，本章主要对慢性乙型病毒性肝炎和慢性丙型病毒性肝炎的治疗药物、治疗方案进行介绍。

药师需掌握慢性乙型病毒性肝炎和慢性丙型病毒性肝炎抗病毒治疗的指征、治疗药物的作用特点、治疗方案的选择等，包括干扰素类药物、核苷(酸)类抗乙型病毒性肝炎病毒药物、直接抗丙型病毒性肝炎病毒药物的作用特点、作用机制；特殊慢性病毒性肝炎患者治疗方案的选择；肝肾功能不全患者治疗方案的选择和药物使用剂量。

药师在慢性乙型/丙型病毒性肝炎治疗药物处方审核过程中可能遇到的部分问题有肝肾功能不全患者在使用核苷(酸)类抗乙型病毒性肝炎病毒药物时的剂量选择；合并慢性病的慢性丙型病毒性肝炎患者需注意直接抗丙型病毒性肝炎病毒药物与其他药物之间的严重相互作用；妊娠期病毒性肝炎患者抗病毒药的选用及剂量等。

第一节　慢性乙型病毒性肝炎

一、慢性乙型病毒性肝炎概述

（一）定义

慢性乙型病毒性肝炎（chronic viral hepatitis B，CHB）是由乙型肝炎病毒（HBV）持续感染引起的慢性肝脏炎症性疾病，患者既往有乙型病毒性肝炎病史或 HBsAg 阳性超过 6 个月。CHB 可分为 HBeAg 阳性 CHB 和 HBeAg 阴性 CHB。HBeAg 阳性慢性乙型病毒性肝炎定义为血清 HBsAg 阳性、HBeAg 阳性 HBV DNA 阳性，谷丙转氨酶（GPT）持续或反复升高，或有肝组织学病变。HBeAg 阴性慢性乙型病毒性肝炎定义为血清 HBsAg 阳性、HBeAg 阴性、HBV DNA 阳性，GPT 持续或反复升高，或有肝组织学病变。

（二）流行病学

HBV 感染呈世界性流行，但不同地区 HBV 感染的流行强度差异很大。据世界卫生组织（WHO）报道，2015 年全球约有 2.57 亿慢性 HBV 感染者，非洲地区和西太平洋地区占 68%。全球每年约有 88.7 万人死于 HBV 感染，其中肝硬化和原发性肝细胞癌的病死率分别占 30% 和 45%。东南亚和西太平洋地区一般人群的 HBsAg 流行率分别为 2%（3 900 万例）和 6.2%（1.15 亿例）。亚洲 HBV 感染的地方性流行程度各不相同，多数亚洲地区为中至高流行区，少数为低流行区。

2014 年，中国疾病预防控制中心（CDC）对全国 1~29 岁人群的乙型病毒性肝炎血清流行病学调查结果显示，1~4 岁、5~14 岁和 15~29 岁人群的 HBsAg 流行率分别为 0.32%、0.94% 和 4.38%，与 1992 年比较，分别下降了 96.7%、91.2% 和 55.1%。据估计，目前我国一般人群的 HBsAg 流行率为 5%~6%，慢性 HBV 感染者约 7 000 万例，其中 CHB 患者 2 000 万 ~3 000 万例。

HBV 经母婴、血液（包括皮肤和黏膜微小创伤）和性接触传播。在我国以母婴传播为主，占 30%~50%，多发生在围产期，通过 HBV 阳性母亲的血液和体液传播。成人主要经血液和性接触传播。有注射毒品史、应用免疫抑制剂治疗的患者，既往有输血史、接受血液透析的患者，HCV 感染者、HIV 感染者、HBsAg 阳性者的家庭成员，有接触血液或体液职业危险的卫生保健人员和公共安全工作人员，以及未接种乙型肝炎疫苗的糖尿病患者等均有较高的 HBV 感染风险。由于对献血员实施严格的 HBsAg 和 HBV DNA 筛查，采取安全注射措施，经输血或血液制品传播已较少发生。HBV 也可经破损的皮肤或黏膜传播，如修足、文身、扎耳环孔、医务人员工作中的意外暴露、共用剃须刀和牙具等。与 HBV 感染者发生无防护的性接触,特别是有多个性伴侣者、男男同性恋者,其感染 HBV 的风险高。

HBV 不经呼吸道和消化道传播,因此,日常学习、工作或生活接触,如在同一办公室工作(包括共用计算机等)、握手、拥抱、同住一宿舍、同一餐厅用餐和共用厕所等无血液暴露的接触不会传染 HBV。流行病学和实验研究未发现 HBV 能经吸血昆虫(蚊和臭虫等)传播。

(三) 乙型病毒性肝炎病毒的病原学

HBV 属嗜肝 DNA 病毒科,基因组长约 3.2kb,为部分双链环状 DNA。其基因组编码 HBsAg、HBeAg、HBcAg、病毒 DNA 多聚酶和 HBx 蛋白。当 HBV 侵入肝细胞后,部分双链环状 HBV DNA 在细胞核内以负链 DNA 为模板延长正链以修补正链中的裂隙区,形成共价闭合环状 DNA(cccDNA);然后以 cccDNA 为模板,转录成几种不同长度的 mRNA,分别作为前基因组 RNA 并编码 HBV 的各种抗原。cccDNA 的半衰期较长,难以从体内彻底清除,对慢性感染起重要作用。HBV 至少有 9 个基因型(A~J),我国以 B 型和 C 型为主。

(四) 发病机制

CHB 的发病机制较为复杂,迄今尚未完全阐明。大量研究表明,HBV 不直接杀伤肝细胞,其引起的免疫应答是肝细胞损伤及炎症发生的主要机制,而炎症反复存在是 CHB 患者进展为肝硬化甚至肝细胞肝癌(HCC)的重要因素。固有免疫在 HBV 感染初期发挥作用,并诱导后续的特异性免疫应答。慢性 HBV 感染者的非特异性免疫应答受到损伤。HBV 可利用自身 HBeAg 和 HBx 等多种蛋白成分,通过干扰 Toll 样受体(Toll-like receptor,TLR)和维 A 酸诱导基因两种抗病毒信号转导途径来抑制非特异性免疫应答的强度。CHB 患者常表现为髓样树突状细胞(mDC)、浆细胞样树突状细胞(pDC)在外周血中的频数低,mDC 存在成熟障碍,pDC 产生 IFN-α 的能力明显降低,从而导致机体直接清除病毒和诱导 HBV 特异性 T 淋巴细胞功能产生的能力下降,不利于病毒清除。HBV 特异性免疫应答在 HBV 清除中起主要作用。主要组织相容性复合体(MHC)Ⅰ类分子限制性的 $CD8^+$ 细胞毒性 T 淋巴细胞可诱导肝细胞凋亡,也可分泌 IFN-γ,以非细胞裂解机制抑制其他肝细胞内的 HBV 基因复制和表达。慢性感染时,HBV 特异性 T 淋巴细胞易凋亡,寡克隆存在,分泌细胞因子功能和增殖能力显著降低,T 淋巴细胞功能耗竭,HBV 持续复制。

(五) 临床表现

慢性乙型病毒性肝炎的临床表现主要有体力下降、乏力、食欲缺乏、黄疸、肝区不适或隐痛,严重者可出现腹水、肝性脑病等肝功能失代偿的表现。慢性肝病患者的体征为肝掌、蜘蛛痣和肝脾大等,同时出现无其他原因可解释的乏力和消化道症状也有尿黄、巩膜黄染和皮肤黄疸等。

二、慢性乙型病毒性肝炎治疗管理

（一）治疗原则

1. 坚持抗病毒治疗。抗病毒治疗不能直接清除病毒，但可以将病毒抑制在较低水平。目前所有口服核苷(酸)类似物抗病毒治疗遵循“长期抗病毒治疗，彻底抑制病毒复制”的原则。

2. 坚持长期治疗、定期检测。

3. 制订合理的治疗方案。治疗方案除考虑药物疗效外，还必须考虑长期使用抗病毒药的安全性和患者的长期承受能力。因为长期服药带来的副作用和经济负担都可能迫使患者中断治疗，或者进行不规范治疗。所以，选择治疗方案不能只考虑药物的短期疗效，更要综合考虑药物长期使用的安全性和患者的经济承受能力。

（二）治疗目标

最大限度地长期抑制 HBV 复制，减轻肝细胞炎性坏死及肝纤维化，延缓和减少肝衰竭、肝硬化失代偿、HCC 及其他并发症的发生，从而改善生活质量和延长生存时间。在治疗过程中，对于部分适合的患者应尽可能追求 CHB 的临床治愈，即停止治疗后持续的病毒学应答、HBsAg 消失并伴有 GPT 复常和肝脏组织病变改善。

治疗终点如下：

1. 理想的终点　HBeAg 阳性与 HBeAg 阴性患者，停药后获得持久的 HBsAg 消失，可伴或不伴 HBsAg 血清学转换。

2. 满意的终点　HBeAg 阳性患者停药后获得持续的病毒学应答、GPT 复常，并伴有 HBeAg 血清学转换；HBeAg 阴性患者停药后获得持续的病毒学应答和 GPT 复常。

3. 基本的终点　如无法获得停药后持续应答，抗病毒治疗期间长期维持病毒学应答（HBV DNA 检测不到）。

（三）治疗药物的作用机制

1. 干扰素类　干扰素（interferon，IFN）是由病毒感染或诱导剂作用于寄生细胞而产生的一类具有生物活性的糖蛋白，为广谱抗病毒药，主要是通过细胞表面的受体作用使细胞产生抗病毒蛋白，从而抑制病毒复制。

根据 IFN 基因结构和抗原性不同，分为 α、β 和 γ 3 种类型。IFN-α 和 IFN-β 的抗病毒作用较强；而 IFN-γ 的免疫调节作用较强，抗病毒作用较弱。为了增加 IFN 在体内作用的半衰期，现已广泛采用聚乙二醇（polyethylene glycol，PEG）与 IFN 连接，目前已上市的有 PEG-IFN-α-2a 和 PEG-IFN-α-2b。

我国已批准普通 IFN-α(-2a、-2b、-1b)和 PEG-IFN-α(-2a、-2b)用于慢性乙型肝炎的治疗。

2. 核苷(酸)类似物 核苷(酸)类似物作用于 HBV 的聚合酶区,抑制病毒复制。本类药物包括拉米夫定(lamivudine,LAM)、替比夫定(telbivudine,LdT)、阿德福韦酯(adefovir dipivoxil,ADV)、恩替卡韦(entecavir,ETV)、富马酸替诺福韦二吡呋酯(tenofovirdisoproxil fumarate,TDF)。

(1) LAM:在肝细胞内转化成活性的 LAM 三磷酸酯,竞争性地抑制 HBV DNA 聚合酶,同时终止 DNA 链延长,从而抑制病毒 DNA 复制。

(2) LdT:为一种合成的胸腺嘧啶核苷类似物,可抑制乙型肝炎病毒 HBV DNA 聚合酶的活性,其被细胞激酶磷酸化,可转化为具有活性的三磷酸盐形式,通过与 HBV DNA 聚合酶的天然底物胸腺嘧啶 -5′- 三磷酸盐竞争,抑制该酶的活性,导致 HBV DNA 链合成终止,从而抑制 HBV 复制。

(3) ADV:为单磷酸腺苷的无环磷酸化核苷类似物,在细胞激酶磷酸化作用下形成具有抗病毒活性的阿德福韦二磷酸盐。它通过与自然底物脱氧腺苷三磷酸竞争和整合到病毒 DNA 后引起 DNA 链延长终止 2 种方式抑制 HBV DNA 多聚酶,使病毒复制受到抑制。

(4) ETV:为鸟嘌呤核苷类似物,在体内转化为三磷酸盐活性成分,从 3 个环节抑制 HBV 复制,包括 HBV 聚合酶启动、前基因组 RNA 逆转录为负链 DNA 以及 HBV DNA 正链合成。

(5) TDF:口服后很快水解为替诺福韦,在细胞内被磷酸化为活性产物替诺福韦二磷酸,与 5′- 三磷酸脱氧腺苷酸竞争掺入病毒 DNA 链中,由于其缺乏 3′-OH 导致 DNA 链延长受阻而抑制病毒复制。

(四) 治疗药物的作用特点

1. 干扰素类 干扰素口服不吸收。IFN-α 肌内注射或皮下注射的吸收率在 80% 以上,4~8 小时达血浆峰浓度,半衰期为 4~12 小时,不能通过血 - 脑脊液屏障。PEG-IFN-α-2a 皮下注射的清除半衰期为 77~90 小时,肾功能不全患者的清除率下降 25%~40%。PEG-IFN-α-2b 的清除半衰期为 36~40 小时,清除率为 30%。

IFN-α 200 万 ~500 万 U/m^2 每日皮下注射 1 次或 1 000 万 U/m^2 隔日皮下注射 1 次。

PEG-IFN-α-2b 或 PEG-IFN-α-2b 皮下注射,每次 180μg,每周 1 次,治疗至少 3~6 个月或 1 年至数年。

2. 核苷(酸)类似物[nucleo(t)ide analogue,NA]

(1) LAM:口服吸收迅速,1 小时血浆药物峰浓度可达 1.1~1.5μg/ml,绝对生物利用度为 80%~85%,食物可延缓本品吸收,但不影响生物利用度。体内分布广泛，V_d 为 1.3~1.5L/kg，血浆蛋白结合率为 35%~50%，可通过血脑屏障进入脑脊液。口服 24 小时内，约 90% 以原型经肾排泄，5%~10% 被代谢为反式亚砜代谢产物并从尿中排出。消除半衰期为 5~7 小时。肾功能不全者需调整剂量。成人的推荐剂量为每次 100mg，每日 1 次，饭前或饭后口服均可。

(2) LdT：口服，每次 600mg，血药浓度在给药后 1~4 小时(中位数为 2 小时)达到峰值(3.69 ± 1.25) μg/ml，药 - 时曲线下面积为(26.1 ± 7.2) μg/(ml·h)，5~7 天后达到稳态，蓄积量约为 1.5 倍，这说明其有效蓄积半衰期大约为 15 小时。在体外与人血浆蛋白的结合率较低(3.3%)，广泛分布于全身各组织内。主要排泄机制为被动扩散，以原型通过尿液排泄。成人和青少年(≥ 16 岁)的推荐剂量为每次 600mg，每日 1 次，饭前或饭后口服均可，不受进食影响。

(3) ADV：口服的生物利用度约为 12%，其前体药物阿德福韦酯口服的生物利用度约为 59%。分布容积为 0.4L/kg，蛋白结合率约为 4%。药物在体内很少经肝脏代谢，主要以原型经肾随尿排出。消除半衰期为 7.48 小时。静脉注射阿德福韦 3mg/kg，24 小时后 98% 的原型药物随尿液排出。肾功能不全患者使用时应调整剂量。成人的推荐剂量为每次 10mg，每日 1 次，饭前或饭后口服均可。

(4) ETV：ETV 经口服后可迅速吸收，0.5~1.5 小时后达到血浆峰浓度，生物利用度 >70%。进食标准高脂餐或低脂餐的同时口服 0.5mg ETV 会导致药物吸收的轻微延迟，因此，应空腹服用 ETV(服药前后 2 小时不应进食)。ETV 经肾脏排泄。药动学研究表明，ETV 的清除率随内生肌酐清除率(creatinine clearance，Ccr)的降低而下降，Ccr<50ml/min 的患者需参照药品说明书相应调整用量或用药间隔。另外，ETV 在肝功能失代偿以及肝硬化患者中的药动学与健康对照人群相似，因此肝功能失代偿以及肝硬化患者无须因药动学原因调整 ETV 的用药方案。

ETV 的推荐剂量为成人和 16 岁及以上的青少年口服，每次 0.5mg，每天 1 次；拉米夫定治疗时发生病毒血症或出现拉米夫定耐药突变的患者再使用 ETV 的剂量为每次 1mg(0.5mg 2 片)，每天 1 次。本品应空腹服用(饭前或饭后至少 2 小时)。

(5) TDF：TDF 的药动学在中国人群与欧美人群中无显著性差异。空腹口服 TDF 的生物利用度为 25%。虽然高脂饮食可略增加 TDF 的生物利用度，但一般饮食口服 TDF 的生物利用度与空腹相当。TDF 不经肝脏细胞色素 P450 酶代谢，而经肾小球直接滤过或经肾小管排泌。因此，慢性肾脏病患者如病情需要必须选择 TDF 抗病毒治疗，其 TDF 需根据 Ccr 相应减量。成人和儿童(≥ 12 岁)的推荐剂量为每次 300mg，每日 1 次，口服，空腹或与食物同服。

5 种 NA 的药动学特性见表 4-1。NA 的总体安全性和耐受性良好，但在临床应用中确有少见、罕见严重不良反应的发生，如肾功能不全（主要见于ADV）、低磷性骨病（主要见于ADV和TDF）、肌炎（主要见于LdT）、横纹肌溶解（主要见于LdT）、乳酸酸中毒（可见于LAM、ETV和LdT）等，应引起关注。建议NA治疗前仔细询问相关病史，以减少风险。对治疗中出现血肌酐、肌酸激酶、乳酸脱氢酶明显升高或血磷下降，并伴相关临床表现如全身情况变差、明显肌痛、肌无力、骨痛等症状的患者应密切观察，一旦确诊为药物相关性肾损害、低磷血症、肌炎、横纹肌溶解或乳酸酸中毒等，应及时停药或改用其他药物，并给予积极的相应治疗干预。

表4-1 核苷（酸）类似物抗乙型肝炎病毒药物的药动学特性对比

药物 药动学参数	拉米夫定	替比夫定	阿德福韦酯	恩替卡韦	替诺福韦
C_{max}	1.1~1.5μg/ml	(3.69 ± 1.25)ng/ml	16.7ng/ml	4.2ng/ml	(296 ± 90)ng/ml
t_{max}/小时	1	2	1.75	0.5~1.5	1.0 ± 0.4
$t_{1/2}$/小时	5~7	15	7.22	24	17
蛋白结合率	<36%	3.3%	<4%	13%	<7.2%
肾脏排泄率	70%	42% (7天)	45% (24小时)	62%~73%	70%~80% (72小时)
生物利用度	80%~85%	>40%	59%	>70%	25%

（五）药物治疗方案

1. HBeAg阳性CHB患者

（1）药物选择：对初治患者优先推荐选用ETV、TDF或PEG-IFN。对于已经开始服用LAM、LdT或ADV治疗的患者，如果治疗24周后病毒定量>300copies/ml，改用TDF或加用ADV治疗。

（2）推荐疗程：NA的总疗程建议至少4年，在达到HBV DNA低于检测下限、GPT复常、HBeAg血清学转换后，再巩固治疗至少3年（每隔6个月复查1次）仍保持不变者可考虑停药，但延长疗程可减少复发。IFN-α和PEG-IFN-α的推荐疗程为1年，若经过24周治疗HBsAg定量仍>20 000IU/ml，建议停止治疗。

2. HBeAg阴性CHB患者

（1）药物选择：对初治患者优先推荐选用ETV、TDF或PEG-IFN-α。对于已经开始服用LAM、LdT或ADV治疗的患者，如果治疗24周后病毒定量>300copies/ml，改用TDF或加用ADV治疗。

(2) 推荐疗程:NA 治疗建议达到 HBsAg 消失且 HBV DNA 检测不到,再巩固治疗 1 年半(经过至少 3 次复查,每次间隔 6 个月)仍保持不变时可考虑停药。IFN-α 和 PEG-IFN-α 的推荐疗程为 1 年。若经过 12 周治疗未发生 HBsAg 定量的下降,且 HBV DNA 较基线下降 <2log10,建议停用 IFN-α,改用 NA 治疗。

3. 代偿期和失代偿期乙型肝炎肝硬化患者 药物选择:对初治患者优先推荐选用 ETV 或 TDF。IFN-α 有导致肝衰竭等并发症的可能性,因此,禁用于失代偿性肝硬化患者,对于代偿性肝硬化患者也应慎用。

(六) 特殊人群的抗乙型肝炎病毒药物治疗方案

1. 经治无应答患者 经过规范的普通 IFN-α 和 PEG-IFN-α 治疗无应答的患者,可以选用 NA 再治疗。在依从性良好的情况下,对于使用耐药基因屏障低的 NA 治疗后原发无应答或应答不佳的患者,应及时调整治疗方案继续治疗。

2. 免疫抑制患者 对于所有因其他疾病而接受化疗、免疫抑制剂治疗的患者,在起始治疗前都应常规筛查 HBsAg、抗 -HBc 和 HBV DNA,在开始免疫抑制剂及化疗药物前 1 周开始应用抗病毒药治疗,优先选择 ETV 或 TDF。对 HBsAg 阴性、抗 HBc 阳性者,若使用 B 细胞单克隆抗体等,可以考虑预防使用抗病毒药。

3. HBV 合并 HIV 感染患者 对于 HBV 合并 HIV 感染者,若 $CD4^+$ T 淋巴细胞≤ 500/μl 时,无论 CHB 处于何种阶段,均应开始针对艾滋病的联合抗病毒治疗,优先选用含有 TDF 加 LAM 或 TDF 加恩曲他滨方案。

4. 慢加急性肝衰竭患者 对 HBsAg 阳性或 HBV DNA 阳性的急性、亚急性和慢加急性肝衰竭患者应尽早应用 NA 抗病毒治疗,建议选择 ETV 或 TDF。

5. 合并 HCC 感染患者 对 HBV DNA 阳性的 HCC 患者建议应用 NA 抗病毒治疗,并优先选择 ETV 或 TDF 治疗。

6. 肝移植患者 对于 HBV DNA 不可测的 HBV 再感染低风险的移植前患者,可在移植前予 ETV 或 TDF 治疗,术后无须使用乙型肝炎免疫球蛋白(HBV specific immunoglobulin,HBIG)。对于移植肝 HBV 再感染高风险患者,肝移植后的主要抗病毒方案为 NA 联合低剂量 HBIG,其中选择 ETV 或 TDF 联合低剂量 HBIG 能更好地抑制肝移植术后乙型肝炎复发。

7. 妊娠期患者 妊娠期乙型肝炎发作患者,GPT 轻度升高可密切观察;肝脏病变较重者,在与患者充分沟通并权衡利弊后,可以使用 TDF 或 LdT 抗病毒治疗。

8. 意外妊娠患者 对于抗病毒治疗期间意外妊娠的患者,如应用 IFN-α 治疗,建议终止妊娠;若应用的是 LdT、TDF 或 LAM,治疗可继续;若应用的是

ETV 和 ADV,需换用 LdT 或 TDF 继续治疗,可以继续妊娠。

9. 妊娠期母婴阻断患者 为进一步减少 HBV 母婴传播,免疫耐受期妊娠中、后期使用 HBV DNA>2×10^6IU/ml,在充分沟通并知情同意的基础上,可于妊娠第 24~28 周开始给予 TDF、LdT 或 LAM,建议于产后 1~3 个月停药,停药后可以母乳喂养。

10. 儿童患者 对于儿童进展期肝病或肝硬化患儿,应及时抗病毒治疗,但需考虑长期治疗的安全性及耐药性问题。1 岁以上的儿童可考虑 IFN-α 治疗,2 岁以上可选用 ETV 治疗,12 岁以上可选用 TDF 治疗。

11. 肾功能不全患者 对于已经存在肾脏疾患及其高危风险的 CHB 患者,应尽可能避免应用 ADV 或 TDF;对于存在肾损害风险的 CHB 患者,推荐使用 ETV 或 LdT 治疗。

12. NA 耐药患者 治疗中定期检测 HBV DNA 以及时发现原发性无应答或病毒学突破。一旦发生病毒学突破,应进行基因型耐药性检测,并尽早给予挽救治疗(表 4-2)。对于 NA 发生耐药者,改用 PEG-IFN-α 治疗的应答率较低。

表 4-2 NA 耐药的挽救治疗推荐

耐药种类	推荐药物
LAM 或 LdT 耐药	换用 TDF,或加用 ADV
ADV 耐药,之前未使用 LAM	换用 ETV,或 TDF
治疗 LAM/LdT 耐药时出现 ADV 耐药	换用 TDF,或 ETV+ADV
ETV 耐药	换用 TDF,或加用 ADV

三、常见处方审核案例详解

案例 1

【处方描述】

性别:男 年龄:34 岁

临床诊断:慢性乙型病毒性肝炎;慢性肾功能不全(Ccr 50ml/min)。

处方内容:

富马酸替诺福韦二吡呋酯片 300mg q.d. p.o.

【处方问题】用法、用量不适宜。

【机制分析】TDF 不经肝脏细胞色素 P450 酶代谢,而经肾小球直接滤过或经肾小管排泌。因此,慢性肾脏病患者如病情需要必须选择 TDF 抗病毒治疗,其 TDF 需根据 Ccr 相应减量(表 4-3)。

表 4-3 TDF 根据肌酐清除率调整给药间隔标准

	Ccr/(ml/min)			透析患者
	≥ 50	30~49	10~29	
TDF 300mg/ 次的推荐给药间隔	24 小时	48 小时	72~96 小时	每 7 天给药 1 次或累计透析时间达 12 小时后给药 1 次

本处方属于用法、用量不适宜。

【干预建议】Ccr<50ml/min 的患者 TDF 的用法、用量为 300mg q.48h. p.o.。

案例 2

【处方描述】

性别:男 年龄:45 岁

临床诊断:慢性乙型病毒性肝炎;慢性肾功能不全(Ccr 45ml/min)。

处方内容:

恩替卡韦片 0.5mg q.d. p.o.

【处方问题】用法、用量不适宜。

【机制分析】ETV 经肾脏排泄。药动学研究表明,ETV 的清除率随 Ccr 降低而下降,Ccr<50ml/min 的患者需参照药品说明书相应调整用量或用药间隔(表 4-4)。

表 4-4 肾功能不全患者 ETV 用药间隔调整的推荐方案

Ccr/(ml/min)	用药间隔调整
Ccr ≥ 50	常规剂量,每天 1 次
30 ≤ Ccr<50	常规剂量,每 2 天 1 次
10 ≤ Ccr<30	常规剂量,每 3 天 1 次
Ccr<10 或血液透析* 或持续性不卧床腹膜透析患者	常规剂量,每 5~7 天 1 次

注:* 需在血液透析后给药。

本处方属于用法、用量不适宜。

【干预建议】本例患者的 ETV 用法、用量应为 0.5mg q.48h. p.o.。

第二节 慢性丙型病毒性肝炎

一、慢性丙型病毒性肝炎概述

(一) 定义

慢性丙型病毒性肝炎是一种由丙型肝炎病毒(HCV)感染引起的病毒性肝炎，病程超过半年，即血清中监测到 HCV RNA 至少 6 个月就是慢性丙型病毒性肝炎，60%~85% 的急性 HCV 感染会进展为慢性丙型病毒性肝炎。

(二) 流行病学

慢性丙型病毒性肝炎呈全球性流行，不同性别、年龄、种族的人群均对 HCV 易感。据世界卫生组织估计，2015 年全球有 7 100 万人有慢性 HCV 感染，39.9 万人死于 HCV 感染引起的肝硬化或肝细胞癌。

在我国，HCV 1b 和 2a 基因型较常见，其中以 1b 型为主(56.8%)，其次为 2 型(24.1%) 和 3 型(9.1%)，未见基因 4 型和 5 型报告，6 型相对较少(6.3%)；在西部和南部地区，基因 1 型的比例低于全国平均比例，西部地区的基因 2 型比例高于全国平均比例，南部(包括我国香港和澳门地区) 和西部地区的基因 3 型和 6 型比例高于全国平均比例，特别是在重庆、贵州、四川和云南，基因 3 型比例超过 5%，在基因 3 型中基因 3b 亚型的流行率超过基因 3a 亚型。混合基因型少见(约 2.1%)，多为基因 1 型混合 2 型。我国 HCV 感染者的白细胞介素(IL)-28B 基因型以 rs12979860 CC 型为主(84.1%)，而该基因型对聚乙二醇干扰素 α 联合 RBV 抗病毒治疗的应答较好。

(三) 丙型肝炎病毒的病原学

HCV 属于黄病毒科肝炎病毒属，其基因组为单股正链 RNA，由约 9.6×10^3 个核苷酸组成。HCV 基因组含有 1 个可读框，编码 10 余种结构和非结构蛋白(NS2、NS3、NS4A、NS4B、NS5A 和 NS5B)，NS3/4A、NS5A 和 NS5B 是目前直接抗病毒药(direct-acting antiviral agent，DAA) 的主要靶位。HCV 基因易变异，目前可至少分为 6 个基因型及多个亚型；按照国际通行的方法，以阿拉伯数字表示 HCV 基因型，以小写的英文字母表示基因亚型(如 1a、2b、3c 等)。因为 HCV 易变异，感染宿主后，经一定时期，HCV 感染者体内的 HCV 变异株类型会发生变化，在 NS3/4A、NS5A 和 NS5B 的 DAA 靶点都可能出现替代突变，并可能影响 DAA 治疗的敏感性，可能与治疗失败有关，称为耐药相关替代突变(resistance associated substitution，RAS)。HCV 对一般化学消毒剂敏感，甲醛熏蒸等均可灭活 HCV；100℃ 5 分钟或 60℃ 10 小时、高压蒸汽等物理方法也可灭活 HCV。

(四) 发病机制

慢性丙型病毒性肝炎肝损害的主要原因是 HCV 感染后引起的免疫学应答,其中细胞毒性 T 淋巴细胞(CTL)起重要作用。CTL 通过其表面的 T 淋巴细胞受体识别靶细胞的主要组织相容性复合体 Ⅰ 类分子和病毒多肽复合物,杀伤病毒感染的靶细胞,引起肝脏病变。

慢性丙型病毒性肝炎慢性化的机制还尚未阐明,考虑是宿主免疫、遗传易感性和病毒共同作用的结果。早期的固有免疫应答是机体抗病毒的第一道防线;后期的HCV特异性T淋巴细胞免疫应答在决定感染结局方面有重要作用。丙型肝炎患者每天可产生 1 012 个病毒,在能检测到免疫应答几周之前,病毒载量可达到最大值。HCV 可破坏固有免疫应答,其复制能力超过 $CD8^+$ T 淋巴细胞的清除能力,容易发展为慢性感染。

体液免疫在保护和清除 HCV 中的作用微弱。HCV 包膜糖蛋白 E2 的高变异区域 1 易导致抗原表位改变,产生变异株逃避体液免疫。慢性 HCV 感染者的肝脏、骨髓、外周血中都可以看到 B 淋巴细胞克隆性扩增,这与混合型冷球蛋白血症、非霍奇金淋巴瘤有关。

(五) 临床表现

可有全身乏力、食欲减退、恶心和右季肋部疼痛等,少数伴低热,轻度肝大,部分患者可出现脾大,少数患者可出现黄疸。多数患者无明显症状,表现为隐匿性感染。

二、慢性丙型病毒性肝炎治疗管理

(一) 治疗原则

一旦确诊为慢性丙型病毒性肝炎且血液中检测到 HCV RNA,即应进行规范的抗病毒治疗。治疗方案应根据病毒载量、基因分型、肝纤维化分期以及有无抗病毒治疗的禁忌证等综合评估。

(二) 治疗目标

抗病毒治疗的目标是清除 HCV,获得治愈,清除或减轻 HCV 相关性肝损害和肝外表现,逆转肝纤维化,阻止进展为肝硬化、失代偿期肝硬化、肝衰竭或 HCC,提高患者的长期生存率,改善患者的生活质量,预防 HCV 传播。其中进展期肝纤维化及肝硬化患者的 HCV 清除可降低肝硬化失代偿的发生率,可降低但不能完全避免 HCC 的发生,需长期监测 HCC 的发生情况;Child-Pugh 评分为 A 和 B 级的肝硬化患者的 HCV 清除有可能延缓或降低肝移植的需求,对该部分患者中长期生存率的影响需进一步研究;肝移植患者移植前抗病毒治疗可改善移植前的肝功能及预防移植后再感染,移植后抗病毒治疗可提高生存率。治疗终点定义为抗病毒治疗结束后 12 或 24 周,采用敏感的检测方法(检测下限≤ 15IU/ml)检测不到血清或血浆 HCV RNA。

(三) 治疗药物的作用机制

1. 聚乙二醇干扰素 α(PEG-IFN-α) 聚乙二醇干扰素 α 是聚乙二醇与重组干扰素 α 结合形成的长效干扰素。干扰素可与细胞表面的特异性 α 受体结合,触发细胞内复杂的信号转导途径并激活基因转录,调节多种生物效应,包括抑制感染细胞内的病毒复制、抑制细胞增殖,并具有免疫调节作用。

2. 利巴韦林(ribavirin,RBV) 利巴韦林进入被病毒感染的细胞后迅速磷酸化,其产物作为病毒合成酶的竞争性抑制剂,抑制肌苷单磷酸脱氢酶、流感病毒 RNA 多聚酶和 mRNA 鸟苷转移酶,从而引起细胞内的鸟苷三磷酸减少,损害病毒 RNA 和蛋白合成,使病毒复制与传播受抑。

3. 直接抗病毒药(direct-acting antiviral agent,DAA) 针对 HCV 生活周期中病毒蛋白靶向特异性治疗的许多小分子化合物得到迅速发展,提高了抗病毒疗效。这些药物统一命名为抗 HCV 的直接抗病毒药,包括非结构蛋白(NS)3/4A 蛋白酶抑制剂、NS5A 蛋白酶抑制剂和 NS5B 聚合酶抑制剂等。2019 年以来,在国际上已经获批准的 DAA 中,大部分已经在我国获得批准。有部分 DAA 已经进入快速审批通道,即将获得批准。国产 DAA 部分已经进入核查阶段,近期将获得批准,还有部分在临床试验阶段。表 4-5 汇总了 DAA 的情况。根据目前国内 DAA 的可及性及临床使用经验,只对索磷布韦(sofosbuvir,SOF)、达拉他韦(daclatasvir,DSV)进行介绍。

表 4-5 国际指南推荐的 DAA 方案在我国的上市情况

类别	药品	规格	用法用量
泛基因型			
NS5A 抑制剂	达拉他韦(daclatasvir)	30 或 60mg,片剂	1 片,1 次 /d(早上服用)
NS5B 聚合酶核苷类似物抑制剂	索磷布韦(sofosbuvir)	400mg,片剂	1 片,1 次 /d(随食物服用)
NS5B 聚合酶核苷类似物抑制剂 / NS5A 抑制剂	索磷布韦 / 维帕他韦(sofosbuvir/velpatasvir)	400mg 索磷布韦和 100mg 维帕他韦,片剂	1 片,1 次 /d
NS3/4A 蛋白酶抑制剂 /NS5A 抑制剂	格卡瑞韦 / 哌仑他韦(glecaprevir/pibrentasvir)	100mg 格卡瑞韦和 40mg 哌仑他韦,片剂	3 片,1 次 /d(随食物服用)

续表

类别	药品	规格	用法用量
NS5B 聚合酶核苷类似物抑制剂/NS5A 抑制剂 /NS3/4A 蛋白酶抑制剂	索磷布韦 / 维帕他韦 / 伏西瑞韦(sofosbuvir/velpatasvir/voxilaprevir)	400mg 索磷布韦、100mg 维帕他韦和 100mg 伏西瑞韦，片剂	1 片，1 次 /d
NS5A 抑制剂	可洛派韦(coblopasvir)	60mg，胶囊	1 粒，1 次 /d(早上服用)
NS5A 抑制剂	拉维达韦(ravidasvir)	200mg，片剂	1 片，1 次 /d(早上服用)
基因型特异性或者多基因型			
NS3/4A 蛋白酶抑制剂	阿舒瑞韦(asunaprevir)	100mg，软胶囊	1 粒，2 次 /d(早、晚服用)
NS3/4A 蛋白酶抑制剂 /NS5A 抑制 / 强效细胞色素 P4503A4 酶抑制剂	帕立瑞韦 / 利托那韦 / 奥比他韦(paritaprevir/ritonavir/ombitasvir)	75mg 帕立瑞韦、12.5mg 奥比他韦和 50mg 利托那韦，片剂	2 片，1 次 /d(随食物服用)
NS3/4A 蛋白酶抑制剂 /NS5A 抑制剂	艾尔巴韦 / 格拉瑞韦(elbasvir/grazoprevir)	50mg 艾尔巴韦和 100mg 格拉瑞韦，片剂	1 片，1 次 /d
NS3/4A 蛋白酶抑制剂 / 强效细胞色素 P4503A4 酶抑制剂	达诺瑞韦 / 利托那韦(danoprevir/ritonavir)	100mg 达诺瑞韦和 100mg 利托那韦，片剂	1 片，2 次(早、晚服用)
NS5A 抑制剂	依米他韦(emitasvir)	100mg 依米他韦，胶囊	1 粒，1 次 /d
NS5A 抑制剂 /NS5B 聚合酶核苷类似物抑制剂	来迪派韦 / 索磷布韦(ledipasvir/sofosbuvir)	90mg 来迪派韦和 400mg 索磷布韦，片剂	1 片，1 次 /d
NS5B 聚合酶非核苷类似物抑制剂	达塞布韦(dasabuvir)	250mg，片剂	1 片，2 次 /d(早、晚随食物服用)

(1)索磷布韦：SOF 是目前 NS5B 聚合酶抑制剂的唯一药物。NS5B 蛋白即 RNA 依赖的 RNA 聚合酶，负责催化 HCV RNA 链的合成，形成新的 HCV。NS5B 核苷酸聚合酶抑制剂通过直接抑制 RNA 聚合酶的活性干扰 HCV 复制

过程，达到清除病毒的目的。NS5B核苷酸聚合酶抑制剂的优势在于在各个基因型的HCV中，RNA聚合酶的序列高度保守，因此NS5B核苷酸聚合酶抑制剂适用于所有基因型的HCV感染，属于广谱抗HCV药物。同时，此类DAA的耐药基因屏障较高。

（2）达拉他韦：为HCV NS5A蛋白酶抑制剂。NS5A蛋白不具有酶活性，是HCV复制和重组的必需蛋白，负责调控各个HCV蛋白之间的相互作用以及HCV蛋白与宿主细胞内质网的相互作用，对于HCV RNA复制、病毒颗粒包装及分泌出胞的过程都有至关重要的调控作用。达拉他韦通过与病毒蛋白质区域内的*N*-端相互作用，导致结构扭曲，从而干扰NS5A的功能，抑制病毒RNA复制和病毒粒子组装。

（四）治疗药物的作用特点

1. PEG-IFN-α　在健康受试者人群中，单次皮下注射PEG-IFN-α-2a 180μg后，血清浓度可在3~6小时内检测到，在2小时内可达到血清浓度峰值的80%，注射后72~96小时可测到血清峰浓度[AUC为(1 743 ± 459)ng·h/ml，C_{max}为(14 ± 2.5)ng/ml]。本品的绝对生物利用度为61%~84%，本品静脉注射后的稳态分布容积(V_d)为8~14L，表明本品主要分布在血液和细胞外液中。本品主要在肝脏中代谢，代谢物主要通过肾脏排出体外。男性对本品的系统清除率较内源性干扰素α约低100倍。静脉给药后，终末半衰期为60~80小时，而干扰素α一般仅3~4小时。皮下注射给药后，其终末半衰期更长(50~130小时)。皮下注射后的半衰期可能不仅反映该化合物的清除相，而且还反映吸收相延长。本品单药或与利巴韦林联合应用时的推荐剂量为每次180μg，每周1次，腹部或大腿皮下注射。

2. 利巴韦林　为广谱抗病毒药，体外有抑制呼吸道合胞病毒、流感病毒、甲型肝炎病毒、腺病毒等多种病毒生长的作用。口服吸收迅速，生物利用度约45%。口服约1.5小时血药浓度达到峰值，C_{max}为1~2mg/L。静脉滴注本品0.8g，5分钟后血浆浓度为(17.8 ± 5.5)mmol/L，30分钟后血浆浓度为(42.3 ± 10.4)mmol/L。进入体内后迅速分布到身体各部位，并可通过血脑屏障。药物在呼吸道分泌物中的浓度大多高于血药浓度。药物能进入红细胞内蓄积数周，且蓄积量大。长期用药后脑脊液内的药物浓度可达到同期药物浓度的67%。本品可通过胎盘，也能进入乳汁，与血浆蛋白几乎不结合，在肝内代谢。血浆药物消除半衰期为0.5~2小时，主要经过肾排泄，48小时内从尿液可检测出(42.3 ± 10.4)%的药物以原型排出，(6.2 ± 1.7)%的药物以代谢物排泄。

3. DAA

（1）索磷布韦：索磷布韦进入肝细胞后不通过肝脏CYP450氧化酶系统代谢，只通过简单的水解代谢形成活性三磷酸尿嘧啶类似物发挥链终止作用后，以代谢物 GS-331007 从肝细胞排出。在尿中主要为 GS-331007(78%),仅少部分为索磷布韦原型(3.5%),这表明肾脏是其主要代谢和清除途径。可见索磷布韦极少通过肝脏细胞色素 P450 酶系代谢,因而药物相互作用很少。

(2)达拉他韦:盐酸达拉他韦片口服易于吸收,片剂的绝对生物利用度为 67%。1~2 小时达到血浆峰浓度,每天给药 1 次,4 天后达到稳态。盐酸达拉他韦是一种 P-gp 底物,蛋白结合率大约为 99%,稳态分布容积为 47L。循环代谢物没有超过母药浓度的 5%,CYP3A4 是参与代谢的主要 CYP 亚型。88%(53% 为原型药物)经粪便排出,6.6% 经尿液排泄(主要为原型药物)。盐酸达拉他韦的终末半衰期为 12~15 小时。

(五) 药物治疗方案

不同 HCV 基因型患者采用的 DAA 治疗方案以及疗程不同,初治或聚乙二醇干扰素 α 联合利巴韦林或索磷布韦(PRS)经治的无肝硬化及代偿期肝硬化丙型病毒性肝炎病毒感染者的治疗方案见表 4-6 和表 4-7。患者进行抗病毒治疗前,需评估肝脏疾病的严重程度、肾脏功能、HCV RNA 定量检测、HCV 基因型、HBsAg、合并疾病以及合并用药情况。HCV 1b 和 2a 基因型在我国较常见,其中以 1b 型为主(56.8%),因此,本部分主要详细介绍泛基因型、基因 1 型和 2 型及含聚乙二醇干扰素 α 的治疗方案,因考虑到 DAA 方案的可负担性原因,部分 DAA 联合聚乙二醇干扰素 α 的方案仍可应用于临床。

表 4-6 初治或 PRS 经治的无肝硬化丙型病毒性肝炎病毒感染者的治疗方案

基因型	既往治疗经验	SOF/VEL	GLE/PIB	SOF/VEL/VOX	SOF/LDV	GZR/EBR	OBV/PTV/r+DSV
基因 1a 型	初治	12 周	8 周	不推荐	12 周	12 周	不推荐
	经治	12 周	8 周	不推荐	12 周 + RBV/24 周	16 周 + RBV	不推荐
基因 1b 型	初治	12 周	8 周	不推荐	8/12 周	12 周	8 周(F0~F2),12 周(F3)
	经治	12 周	8 周	不推荐	12 周	12 周	12 周
基因 2 型	初治	12 周	8 周	不推荐	12 周	不推荐	不推荐
	经治	12 周	8 周	不推荐	12 周	不推荐	不推荐
基因 3 型	初治	12 周	8 周	不推荐	不推荐	不推荐	不推荐
	经治	12 周	16 周	不推荐	不推荐	不推荐	不推荐

续表

基因型	既往治疗经验	SOF/VEL	GLE/PIB	SOF/VEL/VOX	SOF/LDV	GZR/EBR	OBV/PTV/r+DSV
基因 4 型	初治	12 周	8 周	不推荐	12 周	12 周	不推荐
	经治	12 周	8 周	不推荐	不推荐	16 周 + RBV	不推荐
基因 5 型	初治	12 周	8 周	不推荐	12 周	不推荐	不推荐
	经治	12 周	8 周	不推荐	不推荐	不推荐	不推荐
基因 6 型	初治	12 周	8 周	不推荐	12 周	不推荐	不推荐
	经治	12 周	8 周	不推荐	不推荐	不推荐	不推荐

注:PRS 为聚乙二醇干扰素 α 联合利巴韦林或索磷布韦;SOF 为索磷布韦;VEL 为维帕他韦;GLE 为格卡瑞韦;PIB 为哌仑他韦;VOX 为伏西瑞韦;LDV 为来迪派韦;GZR 为格拉瑞韦;EBR 为艾尔巴韦;OBV 为奥比他韦;PTV 为帕立瑞韦;r 为利托那韦;DSV 为达塞布韦;RBV 为利巴韦林。

表 4-7 初治或 PRS 经治的代偿期肝硬化丙型病毒性肝炎病毒感染者的治疗方案

基因型	既往治疗经验	SOF/VEL	GLE/PIB	SOF/VEL/VOX	SOF/LDV	GZR/EBR	OBV/PTV/r+DSV
基因 1a 型	初治	12 周	12 周	不推荐	12 周 + RBV/24 周	12 周	不推荐
	经治	12 周	12 周	不推荐	不推荐	16 周 +RBV	不推荐
基因 1b 型	初治	12 周	12 周	不推荐	12 周 + RBV/24 周	12 周	12 周
	经治	12 周	12 周	不推荐	12 周 + RBV/24 周	12 周	12 周
基因 2 型	初治	12 周	12 周	不推荐	12 周 + RBV/24 周	不推荐	不推荐
	经治	12 周	12 周	不推荐	12 周 + RBV/24 周	不推荐	不推荐

续表

基因型	既往治疗经验	SOF/VEL	GLE/PIB	SOF/VEL/VOX	SOF/LDV	GZR/EBR	OBV/PTV/r+DSV
基因3型	初治	12周+RBV	12周	12周	不推荐	不推荐	不推荐
	经治	12周+RBV	16周	12周	不推荐	不推荐	不推荐
基因4型	初治	12周	12周	不推荐	12周+RBV/24周	12周	不推荐
	经治	12周	12周	不推荐	不推荐	16周+RBV	不推荐
基因5型	初治	12周	12周	不推荐	12周+RBV/24周	不推荐	不推荐
	经治	12周	12周	不推荐	不推荐	不推荐	不推荐
基因6型	初治	12周	12周	不推荐	12周+RBV/24周	不推荐	不推荐
	经治	12周	12周	不推荐	不推荐	不推荐	不推荐

注:PRS为聚乙二醇干扰素α联合利巴韦林或索磷布韦;SOF为索磷布韦;VEL为维帕他韦;GLE为格卡瑞韦;PIB为哌仑他韦;VOX为伏西瑞韦;LDV为来迪派韦;GZR为格拉瑞韦;EBR为艾尔巴韦;OBV为奥比他韦;PTV为帕立瑞韦;r为利托那韦;DSV为达塞布韦;RBV为利巴韦林。

1. DAA

(1)泛基因型方案

1)索磷布韦/维帕他韦:每片复合片剂含索磷布韦400mg和维帕他韦100mg,1片/次,1次/d。治疗基因1~6型初治或者聚乙二醇干扰素α联合利巴韦林或索磷布韦(PRS)经治患者,无肝硬化或代偿期肝硬化的疗程为12周,针对基因3型代偿期肝硬化或者3b型患者可以考虑增加RBV,失代偿期肝硬化患者联合RBV的疗程为12周。含NS5A抑制剂的DAA经治患者,如果选择该方案,需要联合RBV的疗程为24周。

2)格卡瑞韦/哌仑他韦:每片复合片剂含格卡瑞韦100mg和哌仑他韦40mg,3片/次,1次/d。治疗基因1~6型初治无肝硬化患者,以及非基因3型代偿期肝硬化患者的疗程为8周;PRS经治患者、非基因3型无肝硬化患者为8周,代偿期肝硬化患者为12周。不含NS5A抑制剂但是含蛋白酶抑制剂(proteinase inhibitor,PI)的DAA经治基因1型患者的疗程为12周,含NS5A抑制剂不含PI的DAA经治基因1型患者的疗程为16周。既往NS5A抑制剂联合 PI 治疗失败的患者，以及 DAA 治疗失败的基因 3 型患者不建议使用该方案。该方案禁用于肝功能失代偿或既往曾有肝功能失代偿史的患者。

3）索磷布韦联合达拉他韦：索磷布韦 400mg（1 片）联合达拉他韦 100mg（1 片），1 次 /d，疗程为 12 周。肝硬化患者加用 RBV，对于 RBV 禁忌的肝硬化患者需将疗程延长至 24 周。

4）索磷布韦 / 维帕他韦 / 伏西瑞韦：每片复合片剂含索磷布韦 400mg/ 维帕他韦 100mg/ 伏西瑞韦 100mg，1 片 / 次，1 次 /d。治疗基因 1~6 型，既往含 NS5A 抑制剂的 DAA 治疗失败患者的疗程为 12 周。针对基因 1a 型或 3 型患者，不含 NS5A 抑制剂的 DAA 治疗失败患者，或者基因 3 型肝硬化患者，建议选择该方案治疗 12 周。索磷布韦 / 维帕他韦 / 伏西瑞韦主要用于 DAA 治疗失败的患者，针对基因 3 型初治或 PRS 经治肝硬化患者可以考虑选择此方案。

（2）基因型特异性方案

1）基因 1 型：基因 1b 型患者可以选择艾尔巴韦 50mg/ 格拉瑞韦 100mg，1 次 /d，治疗基因 1 型初治以及 PR 经治患者的疗程为 12 周；来迪派韦 90mg/ 索磷布韦 400mg，1 次 /d，可用于成人以及 12 岁以上的青少年患者，无肝硬化患者的疗程为 12 周，初治的无肝硬化患者也可以 8 周的疗程，肝硬化患者联合 RBV 的疗程为 12 周或者不使用 RBV 但疗程延长至 24 周；奥比帕利 2 片，1 次 /d，以及达塞布韦 250mg，2 次 /d，基因 1b 型无肝硬化或代偿期肝硬化患者的疗程为 12 周，轻至中度肝纤维化的初治基因 1b 型患者可以考虑治疗 8 周。

2）基因 2 型：索磷布韦 400mg 1 次 /d 和 RBV（<75kg 者 1 000mg 1 次 /d；≥ 75kg 者 1 200mg 1 次 /d），疗程为 12 周。肝硬化患者，特别是肝硬化经治患者的疗程应延长至 16~20 周。但是如果可及时使用其他可以治疗基因 2 型的泛基因型方案，不建议仅用 1 种 DAA 索磷布韦联合 RBV 治疗。

2. 含聚乙二醇干扰素 α 的方案

（1）达诺瑞韦联合利托那韦及 PR：达诺瑞韦（danoprevir，DNV）100mg，1 片 / 次，2 次 /d；加上利托那韦 100mg/ 次，1 片，2 次 /d；联合聚乙二醇干扰素 α 180μg，皮下注射，1 次 /w；以及 RBV，每天总量为 1 000mg（体质量 <75kg）或者 1 200mg（体质量≥ 75kg），分 2~3 次口服。治疗基因 1b 型非肝硬化患者，疗程为 12 周。

（2）索磷布韦联合 PR：聚乙二醇干扰素 α（1 次 /w）、RBV（<75kg 者 1 000mg 1 次 /d；≥ 75kg 者 1 200mg 1 次 /d）和索磷布韦 400mg 1 次 /d 三联治疗，治疗基因 1~6 型的疗程为 12 周。但是此方案从药物费用以及药物不良反应考虑，不建议选择。

（六）特殊人群的药物治疗

1. 儿童患者　青少年患者，12 岁及 12 岁以上或者体质量超过 35kg，HCV 基因 1、4、5 和 6 型感染，可给予索磷布韦 400mg/ 来迪派韦 90mg 治疗 12 周，经治代偿期肝硬化患者的疗程延长至 24 周；HCV 基因 2 型予以索磷布韦 400mg 联合 RBV 治疗 12 周，HCV 基因 3 型治疗 24 周。12 岁及 12 岁以上或者体质量超过 45kg，格卡瑞韦 300mg/ 哌仑他韦 120mg 1 次 /d，初治基因 1~6 型无肝硬化以及非基因 3 型代偿期肝硬化患者的疗程为 8 周，基因 3 型代偿期肝硬化患者的疗程为 12 周。PRS 经治患者，非基因 3 型无肝硬化的疗程为 8 周，代偿期肝硬化的疗程为 12 周；基因 3 型 PRS 经治患者的疗程为 16 周(B1)。对于 12 岁以下的儿童，目前尚未有推荐的 DAA 治疗方案。

2. 肾功能不全患者　所有合并 HCV 感染的 CKD 患者，均应立即接受抗病毒治疗。HCV 感染合并 CKD 1~3b 期患者［eGFR（estimated glomerular filtration rate，eGFR）≥ 30ml/（min·1.73m^2）］，DAA 的选择与没有 CKD 的患者一致。HCV 感染合并 CKD 4~5 期［eGFR<30ml/（min·1.73m^2）］和 CKD 5D 期（透析）患者，可以选择艾尔巴韦 / 格拉瑞韦（基因 1 型和 4 型），或者格卡瑞韦 / 哌仑他韦或者索磷布韦 / 维帕他韦（泛基因型，不需要调整剂量），以及二线选择奥比帕利 / 达塞布韦（基因 1 型）、阿舒瑞韦联合达拉他韦（基因 1b 型，阿舒瑞韦用于未透析的 CKD 4~5 期患者时剂量减半）。

肾移植后的 CKD 1~3b 期患者［eGFR ≥ 30ml/（min·1.73m^2）］可以选择来迪派韦 / 索磷布韦（基因 1 型、4 型、5 型和 6 型），或者索磷布韦、维帕他韦（泛基因型），不需要调整免疫抑制剂的剂量。肾移植后的 CKD 4~5 期［eGFR<30ml/（min·1.73m^2）］和 CKD 5D 期（透析）患者可以选择格卡瑞韦 / 哌仑他韦（泛基因型），同时需监测免疫抑制剂的血药浓度，必要时调整剂量。

3. 失代偿期肝硬化患者　失代偿期肝硬化或曾有失代偿病史的患者禁止使用 NS3/4A 蛋白酶抑制剂类 DAA 以及干扰素。失代偿期肝硬化患者可以选择来迪派韦 / 索磷布韦（基因 1 型、4 型、5 型和 6 型）或索磷布韦 / 维帕他韦（泛基因型）或索磷布韦联合达拉他韦（泛基因型），以及 RBV（<75kg 者 1 000mg/d；≥ 75kg 者 1 200mg/d）治疗 12 周。如果患者有 RBV 禁忌或无法耐受 RBV，则不联合 RBV，但疗程延长至 24 周。

4. 合并 HBV 感染患者　合并 HBV 感染时，针对 HCV 的治疗与单纯 HCV 感染治疗的方案相同。如果患者同时符合 HBV 抗病毒治疗指征，可考虑予以干扰素 α 或核苷(酸)类似物抗 HBV 治疗。如果不符合 HBV 抗病毒指征，但是 HBsAg 阳性，则在抗 HCV 治疗的同时予以核苷(酸)类似物抗 HBV 治疗，以预防 HBV 再激活。

三、常见处方审核案例详解

案例 3

【处方描述】

性别:男　年龄:37 岁

临床诊断:慢性丙型病毒性肝炎;室上性心律失常。

处方内容:

索磷布韦片	400mg	q.d.	p.o.
达拉他韦片	60mg	q.d.	p.o.
盐酸胺碘酮片	0.6g	q.d.	p.o.

【处方问题】联合用药不适宜。

【机制分析】在以索磷布韦为基础的 DAA 治疗过程中,患者若合并服用抗心律失常药胺碘酮,可出现症状性心动过缓、起搏器干预和致死性心搏骤停等心脏事件,其机制可能是 DAA 可在结合位点取代胺碘酮,将其以游离的活性形式释放到血液中,进而导致心率减慢。因此美国食品药品管理局曾发布警告,抗心律失常药胺碘酮与含索磷布韦的 DAA 方案合并用药时可导致严重的心动过缓。此外,胺碘酮的半衰期较长,可达 59 天,停药几个月后仍可与索磷布韦发生相互作用。2016 年欧洲的丙型肝炎相关指南建议,没有安装心脏起搏器的患者在胺碘酮停药 3 个月后才能开始索磷布韦的治疗。本处方属于联合用药不适宜。

【干预建议】停用盐酸胺碘酮片,改用其他类型的抗心律失常药。

案例 4

【处方描述】

性别:男　年龄 59 岁

临床诊断:慢性丙型病毒性肝炎;胃溃疡。

处方内容

索磷布韦 / 来迪派韦复方片剂	400mg/90mg	q.d.	p.o.
法莫替丁片	20mg	q.d.	p.o.

【处方问题】联合用药不适宜。

【机制分析】由于来迪派韦的溶解度随着 pH 升高而降低,因此能够升高胃 pH 的药物(包括制酸剂、H_2 受体拮抗剂和质子泵抑制剂)可能会降低来迪派韦的药物浓度。

此外,在接受索磷布韦/来迪派韦治疗的 HCV-TARGET 研究中,30% 的患者治疗开始前同时服用质子泵抑制剂,这部分患者停药 12 周后的持续病毒学应答明显降低,其机制可能与抗酸药引起胃内 pH 升高进而导致来迪派韦的溶解度下降和影响机体对来迪派韦的吸收有关。本处方属于联合用药不适宜。

【干预建议】索磷布韦/来迪派韦复方片剂与抑酸剂法莫替丁片间隔 12 小时服用。

第三节　小　　结

近年来,随着新型抗 HBV 和 HCV 药物的发展,已经能通过长期抑制 HBV 复制或彻底清除 HCV,促进进展期肝纤维化和肝硬化的逆转,甚至使尚未发生进展期肝纤维化和肝硬化 HCV 感染者彻底治愈。药师在进行抗 HBV 和 HCV 药物处方审核时,需注意以下几个方面:

1. 关注特殊人群的用药安全,如孕妇和肾功能不全患者。抗乙肝病毒治疗期间意外妊娠的患者,若正在服用 TDF,建议继续妊娠;若正在服用 ETV,可不终止妊娠,建议更换为 TDF 继续治疗;若正在接受 IFN-α 治疗,建议向孕妇和家属充分告知风险,由其决定是否继续妊娠,若决定继续妊娠则要换用 TDF 治疗。此外,抗丙型肝炎病毒治疗前需评估肾功能,eGFR<30ml/(min·1.73m^2)的肾功能不全患者应尽量避免应用包含 SOF 的治疗组合,失代偿期肝硬化兼肾功能严重损伤患者可谨慎使用含 SOF 的方案。

2. 关注处方中药物的用法用量及给药途径是否合理。如 ETV 和 TDF 用于肾功能不全患者时需注意调整剂量。

3. 审核处方时需注意抗 HBV 和 HCV 药物的禁忌证等。如 NS3/4A 蛋白酶抑制剂、干扰素禁止用于失代偿期肝硬化患者,FDA 也于 2019 年 8 月 28 日发布药物安全警告,即含蛋白酶抑制剂(PI)的抗 HCV 药物可导致罕见的严重肝损伤。

4. 关注药物之间潜在的相互作用,尤其是 DAA,应了解该类药物说明书中指出的与其具有相互作用的其他药物。如果可能的话,HCV 治疗期间应停止有相互作用的合并用药,或者转换为具有较少相互作用的合并用药。如特定细胞色素酶、P450/P-gp 诱导剂(如卡马西平、苯妥英钠)可显著降低 DAA 的血药浓度,禁与所有 DAA 治疗方案合用。

(王颐婷　黎小妍)

参考文献

[1] 中华医学会肝病学分会，中华医学会感染病学分会，南方医科大学南方医院肝病中心，等. 慢性乙型肝炎防治指南(2015更新版)[J]. 中华肝脏病杂志，2015, 23 (12): 888-905.

[2] European Association for the Study of the Liver. EASL 2017 Clinical Practice Guidelines on the management of hepatitis B virus infection [J]. Journal of hepatology, 2017, 67 (2): 370-398.

[3] TERRAULT N A, LOK A S F, MCMAHON B J, et al. Update on prevention, diagnosis, and treatment of chronic hepatitis B: AASLD 2018 hepatitis B guidance [J]. Hepatology, 2018, 67 (4): 1560-1599.

[4] 中华医学会肝病学分会. 感染乙型肝炎病毒的育龄女性临床管理共识 [J]. 中华肝脏病杂志，2018 (3): 204-208.

[5] 恩替卡韦临床应用专家委员会. 恩替卡韦临床应用专家共识：2015 年更新 [J]. 中国肝脏病杂志(电子版)，2015, 7 (2): 19-25.

[6] 替诺福韦酯治疗慢性 HBV 感染临床应用专家委员会. 替诺福韦酯治疗慢性 HBV 感染临床应用专家共识 [J]. 中华实验和临床感染病杂志(电子版)，2015, 9 (1): 120-125.

[7] 慢性乙型肝炎核苷(酸)类似物经治患者抗病毒治疗专家委员会. 慢性乙型肝炎核苷(酸)类似物经治患者抗病毒治疗专家共识：2016 年更新 [J]. 中华实验和临床感染病杂志(电子版)，2016, 10 (5): 527-533.

[8] 抗乙型肝炎病毒核苷(酸)类似物不良反应管理专家委员会. 抗乙型肝炎病毒核苷(酸)类似物不良反应管理专家共识 [J]. 中国肝脏病杂志(电子版)，2016, 8 (3): 10-14.

[9] 中华医学会肝病学分会. 伴有肾脏损伤及其高危风险的慢性乙型肝炎患者抗病毒治疗专家共识 [J]. 临床肝胆病杂志，2016, 32 (12): 2242-2247.

[10] 张文宏，张大志，窦晓光，等. 聚乙二醇干扰素 α 治疗慢性乙型肝炎专家共识 [J]. 中华肝脏病杂志，2017, 25 (9): 678-686.

[11] 中华医学会肝病学分会，中华医学会感染病学分会. 丙型肝炎防治指南(2015 年更新版)[J]. 中华实验和临床感染病杂志(电子版)，2015, 9 (5): 590-607.

[12] PAWLOTSKY J-M, NEGRO F, AGHEMO A, et al. EASL recommendations on treatment of hepatitis C 2018 [J]. Journal of hepatology, 2018, 69 (2): 373-395.

[13] 中国肝炎防治基金会，中华医学会肝病学分会，中华医学会感染病学分会. 丙型肝炎直接抗病毒药物应用中的药物相互作用管理专家共识 [J]. 临床肝胆病杂志，2018, 34 (9): 1855-1861.

[14] CKD 合并 HCV 感染诊治共识专家委员会. 慢性肾脏病合并丙型肝炎病毒感染诊断及治疗的专家共识 [J]. 临床肾脏病杂志，2019, 19 (5): 305-310.

[15] 中华医学会器官移植学分会，中国人民解放军总医院第八医学中心器官移植研究所. 器官移植术后丙型肝炎病毒感染诊疗规范(2019 版)[J]. 器官移植，2019, 10 (3): 249-252.

第五章
肝硬化处方审核案例详解

第一节　肝硬化概述

一、定义

肝硬化是各种慢性肝病进展至以肝脏弥漫性纤维化、假小叶形成、肝内外血管增殖为特征的病理阶段，代偿期无明显的临床症状，失代偿期以门静脉高压和肝功能严重损伤为特征，患者常因并发腹水、消化道出血、脓毒症、肝性脑病、肝肾综合征和癌变等导致多器官功能衰竭而死亡。

二、流行病学

2017 年《消化内科学》中指出，肝硬化的发病年龄高峰在 35~48 岁，男、女比例为(3.6~8)∶1。目前尚无我国人群中肝硬化的发生率的准确流行病学资料。在我国以病毒性肝炎，尤其是乙型肝炎和丙型肝炎所致的肝硬化为主；欧美国家则以酒精性肝硬化多见。

三、发病机制及病因学

(一) 发病机制

正常人的肝纤维组织形成和降解保持平衡，如果形成多于降解，则可导致肝纤维化。早期肝纤维化是可逆性的，但到后期再生结节形成后则不可逆。

肝硬化的基本特征就是肝细胞坏死、再生，肝纤维化和肝内血管增殖，循环紊乱。由于各种原因导致肝细胞广泛变性坏死、肝小叶纤维支架塌陷；残存的肝细胞形成不规则结节状肝细胞团(再生结节)；大量纤维结缔组织增生，包绕残留肝小叶或再生结节重新分割形成假小叶；同时，肝内的血液循环紊乱，进一步加重肝细胞营养障碍，从而促进肝硬化病变的进一步发展。

（二）病因学

引起肝硬化的病因各种各样，主要包括以下几点：

1. 病毒性肝炎　一般甲型和戊型病毒性肝炎不演变为肝硬化；而乙型、丙型和丁型病毒性肝炎可单独感染也可重叠感染，经慢性肝炎阶段演变为肝硬化。

2. 酒精性肝病　长期大量饮酒，一般认为每日摄入酒精 80g，连续 10 年及10年以上，可逐渐发展为肝硬化；且饮用同等量的酒，女性较男性更易发病。

3. 胆汁淤积　任何原因引起的肝内外胆道梗阻、胆汁淤积可发展为原发性或继发性胆汁性肝硬化。

4. 循环障碍　由于某种疾病（如慢性充血性心力衰竭、肝静脉和 / 或下腔静脉阻塞等）导致肝脏长期淤血、肝细胞变性及纤维化，并发展为淤血性（心源性）肝硬化。

5. 药物或毒物　长期使用有肝毒性的药物或接触含有磷、砷等的化学毒物可引起中毒性肝炎，最终发展为肝硬化。

6. 自身免疫病　自身免疫性肝炎可进展为自身免疫性肝硬化。

7. 血吸虫感染　虫卵主要沉积在门静脉分支附近，纤维化使门静脉灌注障碍，引起门静脉高压，进而发展为肝硬化。

8. 遗传代谢性疾病　由于遗传或先天性酶缺陷，引起肝细胞坏死和结缔组织增生，如肝豆状核变性、血色病、Wilson 病等，均可发展为肝硬化。

9. 营养不良　长期食物中营养不均衡或某些慢性病导致吸收不良和营养失调，可使肝细胞发生脂肪变性和坏死，最终发展为肝硬化。

10. 隐源性　部分患者无法用目前已知的病因来阐明肝硬化的发生，称为隐源性。

四、临床表现

肝硬化往往起病隐匿，病情发展缓慢，可潜伏 3~5 年甚至 10 年以上。目前，临床将肝硬化划分为肝功能代偿期与失代偿期。

（一）代偿期

症状轻微，以乏力和食欲减退为主要表现，可伴有腹胀不适、恶心等，经过休息或治疗后可缓解。肝功能贮备一般为 Child-Pugh A 级。

（二）失代偿期

症状明显，主要表现为肝功能减退和门静脉高压。

1. 肝功能减退

(1) 全身症状：营养状况差、消瘦、乏力、肝病面容。

(2) 消化道症状：纳差、畏食、上腹部饱胀不适、恶心、呕吐、腹泻等。

(3)黄疸：眼黄、尿黄，甚至皮肤黄染。

(4)出血倾向和贫血：肝脏合成凝血因子下降、脾功能亢进，常伴有鼻出血、牙龈出血、消化道出血等倾向，还伴有不同程度的贫血。

(5)内分泌紊乱：肝功能减退时，雌激素的灭活作用减弱，体内的雌激素蓄积，抑制垂体分泌功能，致使雄激素减少，男性常有性欲减退、乳房发育等，女性则有月经不调、不孕等。患者还常常出现肝掌和蜘蛛痣。肾上腺激素合成不足，皮质功能减退，伴有面部色素沉着、晦暗，称为肝病面容。肝脏对醛固酮和抗利尿激素的灭活作用减弱，继发性醛固酮和抗利尿激素增多，导致水钠潴留，引起腹水。同时，肝脏对致热因子等的灭活作用降低，引起不规则低热。

2. 门静脉高压

(1)门腔侧支循环形成：可表现为食管 - 胃底静脉曲张、腹壁静脉曲张、痔静脉扩张、脾肾分流等。

(2)腹水：是肝硬化失代偿期最突出的表现，可伴有腹胀、腹疝，甚至影响膈肌，出现呼吸困难和心悸。

(3)脾大：是门静脉高压较早出现的体征，伴有外周血呈白细胞减少、增生性贫血和血小板降低，易并发感染及出血。

(三) 并发症

1. 消化道出血

(1)食管 - 胃底静脉曲张破裂出血(esophagogastric variceal bleeding，EVB)：是由于门静脉系统血流受阻和 / 或血流量增加，门静脉及其属支血管内的静力压升高并伴侧支循环形成而引起的，多由粗糙的食物、胃酸侵蚀、腹内压增高及剧烈咳嗽等引起，临床表现为突发大量呕血或柏油样便，伴有出血性休克等，病死率高。

(2)消化性溃疡和急性出血性糜烂性胃炎：门静脉高压使胃黏膜静脉回流缓慢，胃十二指肠的上皮后机制削弱，大量代谢产物淤滞于黏膜，屏障功能受损，黏膜糜烂、溃疡甚至出血。

(3)门静脉高压性胃病(portal hypertensive gastropathy，PHG)：是由于门静脉及其属支血管压力过高造成的，是肝硬化消化道出血的第二大病因，也是预测胃静脉曲张首次出血的高危因素。发病率占肝硬化的 50%~80%，多为反复或持续少量呕血、黑便及难以纠正的贫血等。

(4)门脉高压性肠病(portal hypertensive enteropathy，PHE)：是以肠道血管扩张为特征的一种病变，包括门静脉高压性结肠病、门静脉高压性小肠病等。

2. 腹水　是失代偿期肝硬化患者常见且严重的并发症之一，也是肝硬化自然病程进展的重要标志，一旦出现腹水，1 年病死率约 15%，5 年病死率为 44%~85%。肝硬化时腹水的形成常是几个因素联合作用的结果，门静脉高压是腹水形成的主要原因及始动因素。肾素 - 血管紧张素 - 醛固酮系统（RAAS）失衡以及低蛋白血症也在腹水的形成中发挥作用。

3. 胆石症　随着肝功能失代偿程度的增加，该病的发病率升高。可能是由于肝硬化时胆汁酸减少，降低胆红素及胆固醇的溶解性；Kupffer 细胞减少，细胞免疫功能降低，容易发生胆系感染；脾功能亢进导致慢性溶血胆红素产生过多；雌激素的灭活作用减退，胆囊收缩无力，有利于胆系结石的形成。多数患者无明显的不适症状，少数可有发热、黄疸等。

4. 感染　被认为是肝硬化肝衰竭的常见促发因素。肝硬化患者的肝脏微循环障碍、肝脏局部及全身炎症反应、免疫紊乱、肠道微生态失衡，这些均为感染的危险因素。常见的包括以下几种：

（1）自发性细菌性腹膜炎（spontaneous bacterial peritonitis，SBP）：是在肝硬化的基础上发生的腹腔感染，是在没有明确腹腔内病变来源（如肠穿孔、肠脓肿）的情况下发生的腹膜炎，病原微生物侵入腹腔，是肝硬化等终末期肝病患者的常见并发症（40%~70%）。

（2）胆道感染：胆囊及肝外胆管结石所致的胆道梗阻或不全梗阻常伴有感染，感染会进一步损伤肝功能，造成肝细胞性黄疸。

（3）肺部、肠道及尿路感染：较为常见，可能是由于大量使用广谱抗生素及其免疫功能减退导致的。

5. 门静脉血栓形成或海绵样变　该并发症较常见，尤其是脾切除术后，门静脉、脾静脉栓塞可高达 25%，表现为中至重度腹胀痛或突发剧烈腹痛、脾大、顽固性腹水、肠坏死等。门静脉海绵样变也被视为门静脉血管瘤。

6. 电解质和酸碱平衡紊乱　诱因为长期钠摄入不足、利尿、大量腹水、腹泻等低钾、低氯血症易诱发肝性脑病。持续重度低钠血症易引起肝肾综合征。

7. 肝肾综合征　患者的肾脏无实质性病变，是由于严重的门静脉高压，内脏高动力循环使体循环血流量明显减少，多种扩血管物质如前列腺素、内毒素等不能被肝脏灭活，引起肾脏血流尤其是肾皮质灌注不足，出现肾衰竭，表现为少尿、无尿等。

8. 肝肺综合征（hepatopulmonary syndrome，HPS）　是由于肺内血管扩张引起的氧合异常及一系列病理生理变化和临床表现，典型症状包括劳力性呼吸困难或静息时呼吸困难。

9. 原发性肝癌　我国约 85% 的原发性肝癌发生在肝硬化的基础上。对肝硬化患者应加强早期预防、早期诊断和早期治疗，从根本上降低肝癌的发生率和病死率。

10. 肝性脑病　是由急、慢性肝功能严重障碍或各种门体分流异常所致的、以代谢紊乱为基础、轻重程度不同的神经精神异常综合征，是终末期肝病的常见并发症，也是失代偿期肝硬化的重要死亡原因。

第二节　肝硬化治疗管理

肝硬化的治疗是综合性的，治疗目的是限制疾病进展，使并发症最小化。对于代偿期，主要针对病因治疗，避免肝损伤，恢复肝功能，使病情得到及时缓解或进展缓慢，延长代偿期，尽量不影响患者的生活质量。对于失代偿期，主要是对症治疗、防治并发症。

一、一般治疗

肝硬化患者往往营养状况较差，需要注意休息，加强营养。

1. 休息　肝硬化代偿期可进行适当的轻体力工作，要注意劳逸结合；对于失代偿期建议以卧床休息为主。

2. 饮食　禁酒，推荐高热量、高蛋白质、富含维生素、低钠的易消化的食物。推荐鱼肉、鸡肉等优质蛋白，以及豆类、豆腐等植物蛋白；限制动物脂肪；避免食用粗糙、坚硬的食物。

3. 精神　保持乐观、开朗的情绪，有助于肝硬化的治疗。

二、病因治疗

针对病因治疗，有利于保护和改善肝功能，延缓甚至逆转肝硬化。

1. 病毒性肝炎肝硬化　对于乙型肝炎肝硬化患者，建议进行积极、有效的抗病毒治疗，可改善肝纤维化，延缓或阻止代偿期肝硬化向失代偿期进展，减少失代偿期患者的病情进一步恶化，减少门静脉高压及相关并发症的发生，延长生存期。在充分进行抗病毒宣教后，可依据患者的个体情况，选择拉米夫定、恩替卡韦、替诺福韦酯等药物，对于肝硬化失代偿期患者禁用干扰素治疗。

2. 酒精性肝硬化　应严格戒酒。

3. 肝豆状核变性　应进行规范的驱铜治疗。

4. 血吸虫肝硬化　应抗血吸虫治疗。

5. 血色病肝硬化　采用放血疗法，减少体内的铁负荷。

三、并发症的治疗

（一）上消化道出血

食管 - 胃底静脉曲张破裂出血（EVB）是肝硬化最常见的并发症。因此，对于肝硬化患者要积极预防首次 EVB、控制急性 EVB 以及预防再次 EVB，并改善肝功能储备。

1. 预防首次 EVB（一级预防） 目的是防止曲张静脉破裂出血的形成和进展，预防中至重度曲张静脉破裂出血，防止并发症发生，提高生存率。

（1）对于无食管静脉曲张者不推荐使用非选择性 β 受体拮抗剂。

（2）对于轻度食管静脉曲张者，若为 Child-Pugh B、C 级，推荐使用非选择性 β 受体拮抗剂预防首次静脉曲张出血。但若出血风险不大时，不推荐使用非选择性 β 受体拮抗剂。对于轻度食管静脉曲张未使用非选择性 β 受体拮抗剂者，应定期复查胃镜。

（3）对于中至重度食管静脉曲张、出血风险较大者（Child-Pugh B、C 级），推荐使用非选择性 β 受体拮抗剂或内镜下曲张静脉套扎术（endoscopic variceal ligation，EVL）预防首次静脉曲张出血。出血风险不大者首选非选择性 β 受体拮抗剂，对非选择性 β 受体拮抗剂有禁忌证、不耐受或依从性差者可选 EVL。

（4）推荐非选择性 β 受体拮抗剂用于胃静脉曲张出血的一级预防。

（5）普萘洛尔的起始剂量为每次 10mg，每天 2 次，可渐增至最大耐受剂量；卡维地洛的起始剂量为每次 6.25mg，每天 1 次，如耐受可于 1 周后增至每次 12.5mg，每天 1 次；纳多洛尔的起始剂量每次 20mg，每天 1 次，渐增至最大耐受剂量，应长期使用。应答达标的标准为肝静脉压力梯度（hepatic venous pressure gradient，HVPG）≤ 12mmHg 或较基线水平下降≥ 10%。应用普萘洛尔或纳多洛尔的患者若不能检测肝弹性与 HVPG 应答，则应使静息心率下降到基础心率的 75% 或静息心率达 50~60 次 /min。

（6）不推荐单独应用硝酸酯类药物或与非选择性 β 受体拮抗剂联用进行一级预防。不推荐应用血管紧张素转换酶抑制药 / 血管紧张素Ⅱ受体阻滞药（ACEI/ARB）进行一级预防。不推荐螺内酯用于一级预防。

2. 控制急性 EVB

（1）一般治疗：早期补液纠正低血容量性休克，应用血管活性药物（如生长抑素及其类似物、特利加压素）控制出血，并严密监测生命体征和尿量。

（2）血容量的恢复：根据出血程度确定扩血容量和液体性质，但恢复血容量要适当，过度输血或输液可能导致继续或重新出血，避免仅用盐溶液补足液体，从而加重或加速腹水或其他血管外部位液体的蓄积。必要时应及时补充血浆和血小板等。

（3）早期应用降低门静脉压力的药物：常用的降低门静脉压力的药物包括抗利尿激素及其类似物（特利加压素）、十四肽生长抑素及其类似物（奥曲肽），这几类药物在控制出血成功率和 5 天后再出血率方面无显著性差异。

抗利尿激素是治疗急性静脉曲张出血的最常用的内脏血管收缩药，其通过激活血管平滑肌的 V_1 受体，增加肠系膜血管及周围血管阻力，平均动脉压增加，心输出量减少，从而导致门静脉血流减少，门静脉压力下降；对窦性及窦后血管阻力无影响。抗利尿激素的一次注射剂量为 10~20U，10 分钟后持续静脉泵入 0.4U/min，最大速度为 0.9U/min；如果出血停止，剂量应逐渐减少，可每 6~12 小时减少 0.1U/min，疗程一般为 3~5 天。但近来发现，抗利尿激素突然中断，门静脉压力并不增加，因此，在停药前逐渐减量似乎不必要。由于其具有强有力的收缩血管的作用，也带来一系列不良反应，包括心脏和外周血管缺血的表现，如心律失常、心绞痛、心肌梗死、高血压、肠缺血。另有研究表明，可能因为抗利尿激素激活肾小管的 V_2 受体，会出现水钠潴留或低钠血症，因此联合硝酸甘油（硝酸甘油 40μg/min，可增加到 400μg/min，调整以维持收缩压 >90mmHg）可以减少抗利尿激素的不良反应。

特利加压素是一种人工合成的抗利尿激素缓释剂，其原型对平滑肌无影响，进入人体后转化为具有活性的九肽抗利尿激素。该药的半衰期长，且为缓慢释放，因此不需要持续静脉给药。该药因直接作用于肠系膜血管的 V_1 受体，具有活性的抗利尿激素浓度低，不引起血液系统改变，故其不良反应少而轻。近年来还发现，特利加压素可降低奇静脉及侧支循环的血流量，有效控制急性静脉曲张出血，并可降低出血相关的病死率。使用方法为特利加压素 1mg q.4h. 静脉注射或持续静脉滴注，首剂可加倍；维持治疗采用特利加压素 1mg q.12h.，疗程为 3~5 天，报道 80%~85% 的患者的出血可成功控制。临床经验发现，对于特利加压素控制出血失败者，可联合应用生长抑素及其类似物。

生长抑素及其类似物影响门静脉高压症血流动力学的机制尚不完全清楚，可能是由于选择性地作用于内脏血管平滑肌，导致腹腔局部动脉收缩，门静脉血流量减少从而降低门静脉压力；也可能是由于降低 HVPG 及肝脏血流量，随着剂量增加，其降压作用并不增加，全身动脉压及血管阻力无变化；还可能是由于减少侧支循环血流量。有研究报道，生长抑素及其类似物可抑制胃肠道血管扩张因子（如胰高血糖素、血管活性肠肽、降钙素基因相关肽、P 物质等）的作用，出现局部缩血管效应，导致门静脉血流量减少，从而降低门静脉压力。由于生长抑素的半衰期为 3~5 分钟，因此，生长抑素必须持续静脉给药，首剂 250μg 缓慢静脉注射作为负荷剂量后，并立即以 250~500μg/h 持续静脉泵入。更换药物的时间间隔最好不超过 3 分钟，疗程一般为 3~5 天。生长抑素类似物——人工合成的八肽生长抑素（奥曲肽）的半衰期为 70~90 分钟，可以 25~50μg/h 持续静脉给药；因其皮下注射后半衰期更长，可达 90~120 分钟，所以也可以进行皮下注射给药。对于生长抑素及其类似物控制出血失败者，可换用或联合应用特利加压素。

（4）应用抗菌药：约 20% 的肝硬化急性静脉曲张出血患者 48 小时内会发生细菌感染，Child-Pugh C 级合并糖尿病及肝癌的患者特别容易受到感染。因此，对肝硬化急性静脉曲张出血患者应短期（5~7 天）使用抗菌药。病原菌以肠来源的需氧革兰氏阴性杆菌为主，建议首选第三代头孢菌素类；若存在过敏，则选择喹诺酮类抗菌药如左氧氟沙星、莫西沙星等。

（5）抑酸治疗：当胃液 pH>5 时，可以提高止血成功率。一方面，胃内较高的 pH 可促进血小板聚集和局部凝血功能恢复；另一方面，新形成的凝血块在 pH<5.0 的胃液中也会被迅速消化。可选用的药物包括 H_2 受体拮抗剂和质子泵抑制剂，但质子泵抑制剂在提高和维持胃内 pH 方面的作用优于 H_2 受体拮抗剂。一般推荐 PPI 40~80mg/d 静脉滴注，对于难控制的静脉曲张出血患者，推荐先以 80mg 静脉推注，然后 8mg/h 持续静脉泵入。如果 PPI 不可及，临床上也可使用 H_2 受体拮抗剂，如法莫替丁 80mg/d 静脉滴注，一般使用 5~7 天。

（6）止血药：目前没有足够的临床证据表明局部使用凝血酶、冰盐水、云南白药及静脉应用血凝酶、凝血酶原复合物、维生素 K_1 等在肝硬化 GOV 的治疗中有确切疗效，应避免滥用这类止血药。

3. 预防再次 EVB（二级预防） 急性食管 - 胃底静脉曲张破裂出血停止后的患者再次出血和死亡的风险很大，因此二级预防非常重要。对于既往有食管 - 胃底静脉曲张破裂出血史或急性 EVB 5 天后开始二级预防治疗。

（1）对于未接受一级预防的患者，二级预防可选择非选择性 β 受体拮抗剂或内镜单独治疗或两者联合治疗。

（2）对于已接受非选择性 β 受体拮抗剂一级预防应答差或不能耐受者，可改为内镜治疗。如果内镜或外科手术治疗不可及，可以联合应用单硝酸异山梨酯。

（3）对于肝硬化合并顽固性腹水者，无论一级或二级预防，均禁用非选择性 β 受体拮抗剂。

4. 孤立胃静脉曲张（Lg 型）

（1）内镜下组织胶注射比非选择性 β 受体拮抗剂一级预防 Lg 型胃静脉曲张出血更有效。

（2）对于 Child-Pugh A/B 级患者，内镜下组织黏合剂注射、外科手术、经颈静脉肝内门腔静脉内支架分流术均能有效控制 Lg 型胃静脉曲张急性出血及预防再出血。

（二）腹水

腹水是肝硬化失代偿期患者常见且严重的并发症之一，也是肝硬化自然病程进展的重要标志。

1. 一般治疗

（1）休息：尽量卧床休息。

（2）饮食：要合理控制钠盐的摄入（4~6g/d）；当患者的血钠低于 125mmol/L 时，要限制每日的水摄取量。

2. 利尿治疗　利尿药是治疗肝硬化伴腹水的主要方法，常用药物包括醛固酮受体拮抗剂、袢利尿药及抗利尿激素 V_2 受体拮抗剂。

(1)醛固酮受体拮抗剂：螺内酯为醛固酮受体的竞争性拮抗剂，作用于远曲小管和集合管，阻滞 Na^+-K^+ 和 Na^+-H^+ 交换，使得水钠排泄增多。推荐螺内酯的起始剂量为 40~80mg/d，以 3~5 天阶梯式递增剂量，常规用量上限为 100mg/d，最大剂量不超过 400mg/d。不良反应包括高钾血症，男性乳房发育、胀痛，女性月经失调，行走不协调等。

(2)袢利尿药：袢利尿药主要通过抑制肾小管髓袢升支粗段与 Na^+、Cl^- 配对转运有关的 Na^+,K^+-ATP 酶，从而抑制 NaCl 的主动重吸收，导致水钠排泄增多。呋塞米是最常用的袢利尿药，其他还有托拉塞米。呋塞米存在明显的剂量-效应关系，随着剂量加大，利尿效果明显增强，且药物剂量范围较大。肝硬化患者口服呋塞米的生物利用度较好，但静脉给药的效果优于口服。呋塞米的推荐起始剂量为 20~40mg/d，3~5 天可递增 20~40mg，常规用量上限为 80mg/d，每日最大剂量可达 160mg。不良反应包括直立性低血压、低钾、低钠、心律失常等。

对于肝硬化腹水复发及顽固型腹水患者，袢利尿药联合螺内酯的疗效与安全性均优于单用螺内酯。建议该类药与螺内酯联用，既可增强疗效，又可防止出现水、电解质平衡紊乱。

(3)高度选择性抗利尿激素 V_2 受体拮抗剂：包括托伐普坦、利伐普坦等。该类药可以竞争性地结合位于肾脏集合管主细胞上的 V_2 受体，减少集合管对水的重吸收，从而改善肝硬化腹水、稀释性低钠血症及周围组织水肿，且几乎不影响心脏、肾脏功能。短期(30 天内)应用托伐普坦治疗肝硬化腹水和/或伴低钠血症的患者安全有效，且血钠纠正患者的生存率显著提高。开始一般 15mg/d，根据服药后 8 及 24 小时的血钠浓度与尿量调整剂量，最大剂量为 60mg/d，最低剂量为 3.75mg/d，一般连续应用不超过 30 天。禁忌证为低血容量性低钠血症。不良反应包括口渴、高钠血症、肾衰竭等，需密切监测血钠及肝肾功能。

(4)其他类利尿药

1)噻嗪类利尿药：氢氯噻嗪是最常用的噻嗪类利尿药，通过抑制近曲小管、肾小管髓袢升支对钠、氯离子的重吸收，促进钠、氯、钾离子排泄。常见用法用量为口服，每次 25~50mg，每日 1~2 次。噻嗪类利尿药可引起糖代谢紊乱与胰岛素抵抗，可增加糖尿病的发生，因此肝硬化腹水患者不建议长期应用。不良反应与呋塞米相似。

2)留钾利尿药：盐酸阿米洛利和氨苯蝶啶为留钾利尿药，与噻嗪类或袢利尿药合用有协同作用。如果螺内酯不能耐受，可用阿米洛利替代治疗，

10~40mg/d。由于该药的价格较贵且疗效较螺内酯差，故临床应用较少。

3. 收缩血管活性药物

(1) 特利加压素：腹腔大量放液后给予特利加压素（6~12mg/d）联合人血白蛋白[1g/(kg·d)]可以有效预防大量放腹水后的循环功能障碍及肝肾综合征（hepatorenal syndrome，HRS）。特利加压素的禁忌证为孕妇及未控制的高血压；相对禁忌证包括缺血性心血管疾病等。不良反应为腹部绞痛、大便次数增多、头痛和动脉压增高等，与剂量及静脉滴注速度有关。该药每次 1~2mg，q.12h. 静脉缓慢推注（至少 15 分钟）或持续静脉滴注，有治疗应答反应则持续应用 5~7 天；如果无反应，则原剂量 q.6h. 静脉缓慢推注或持续静脉滴注，有反应则持续应用 5~7 天。停药后病情反复，可再重复同样剂量。如果调整给药频次后仍无反应，则可增加给药剂量，每日最大剂量为 12mg。

(2) 盐酸米多君（midodrine）：为 α_1 受体激动剂，常用于治疗低血压，可增加肝硬化顽固型腹水患者的 24 小时尿量和钠排泄，对非氮质血症肝硬化腹水患者有较好的疗效。用法为每次 12.5mg，每天 3 次，口服。国内尚缺乏应用盐酸米多君的经验及数据。血管活性药物治疗应答反应的指标为：完全应答指 72 小时内血肌酐（SCr）降低至基线值 26.5μmol/L（0.3mg/dl）以下或较用药前下降 50% 以上；部分应答指 72 小时内急性肾损伤（acute kidney injury，AKI）分期下降及 SCr 降低至≥基线值 26.5μmol/L（0.3mg/dl）或较用药前下降 >25%；无应答指 AKI 无恢复。

4. 人血白蛋白（human albumin，HA） 在肝硬化腹水，特别是顽固型腹水、HRS 患者的治疗中，补充人血白蛋白对于改善肝硬化患者的预后及提高利尿药、抗菌药的治疗效果都十分重要。

(1) 推荐人血白蛋白联合利尿药用于肝硬化腹水的治疗。HA 联合利尿药可显著提高治疗肝硬化 2/3 级腹水的效果，并且有较好的安全性。推荐 HA 与利尿药联合治疗白蛋白 <30g/L 的肝硬化伴有 2/3 级腹水者，推荐剂量为 10~40g/d。长期治疗应该按需使用，推荐剂量为 25~100g/(1~2 周)。

(2) 推荐人血白蛋白预防腹腔穿刺大量放液后的循环功能障碍。大量放腹水（>5L）推荐给予白蛋白，剂量为每放 1L 腹水应用 6~8g HA。应在放腹水的最后阶段或者放腹水结束，并且腹水所致的心输出量增加开始恢复至基线时开始输注 HA，宜缓慢输注，以避免心脏超负荷风险。

5. 治疗药物选择

(1) 利尿药的选择

1) 1 级腹水或初发腹水：单独给予螺内酯，推荐起始剂量为 40~80mg/d，1~2 次 /d，口服；若疗效不佳时，3~5 天递增 40mg 或联合呋塞米。螺内酯的常规用量上限为 100mg/d，最大剂量为 400mg/d。呋塞米的推荐起始剂量为

40~80mg/d，3~5 天可递增 20~40mg。呋塞米的常规用量上限为 80mg/d，最大剂量为 160mg/d。

2）2/3 级腹水或复发性腹水：螺内酯联合呋塞米的疗效明显高于螺内酯序贯或剂量递增，且高钾血症的发生率显著降低。因此，推荐螺内酯与呋塞米起始联合使用，初始剂量为螺内酯 80mg/d、呋塞米 40mg/d，3~5 天可递增螺内酯与呋塞米的剂量，至达最大剂量。

对于 1 级腹水患者不推荐托伐普坦；对于 2/3 级腹水、复发性腹水患者，当常规利尿药（呋塞米 40mg/d、螺内酯 80mg/d）治疗应答差时可应用托伐普坦。利尿药的相关并发症大多出现在治疗 1 周内，因此建议在用药 3 天内监测 SCr 和血钠、钾离子浓度。监测随机尿 Na/K 可评估利尿药的治疗应答反应，如果尿 Na/K>1 或尿钠排泄 >50mEq/d，提示利尿药治疗有应答反应。

使用利尿药的效果评估见表 5-1。

表 5-1 使用利尿药的效果评估

指标	显效	有效	无效
24 小时尿量	较治疗前增加 >1 000ml	较治疗前增加 500~1 000ml	较治疗前增加 <500ml
下肢水肿（选择双足中水肿程度较重的一侧，检查部位选择胫骨嵴或足背）	完全看不到压痕，为无水肿	可见压痕，为轻度水肿	明显压痕，为重度水肿
腹围（平卧以脐的位置水平绕腹 1 周测定腹围）	治疗后腹围减少 2cm 以上	腹围减少 0~2cm	无减少或增加

腹水治疗无应答反应指 4 天内体质量平均下降 <0.8kg/d，尿钠排泄少于 50mEq/d；或已经控制的腹水 4 周内复发，腹水增加至少 1 级；出现难控制的利尿药相关并发症或不良反应。

（2）肝硬化腹水患者慎用的药物：NSAID 如布洛芬、阿司匹林等可致肾脏前列腺素合成，从而减少肾血流灌注，增加出现急性肾衰竭、低钠血症等风险，多个指南均建议这些药物慎用于肝硬化腹水患者；ACEI 和 ARB 可引起血压降低、肾功能损伤；氨基糖苷类抗生素单用或与氨苄西林、美洛西林、头孢菌素类等抗生素联用均可增加肾毒性；造影剂有可能加重肾功能异常患者肾脏损伤的风险。

（3）顽固型腹水患者需要进行限盐教育，4~6g/d；血钠低于 125mmol/L 时需限制水摄入量，否则不需严格限水。

(4)肝硬化患者每天摄入的热量应在2 000cal(8 368J)以上,以补充碳水化合物为主,肝硬化低蛋白血症时应补充优质蛋白质及维生素,蛋白质1~1.2g/(kg·d),明显肝性脑病时蛋白质应限制在0.5g/(kg·d)内。有报道,肝硬化患者夜间加餐3个月,多数患者的血清白蛋白水平和氮平衡可恢复正常。

(5)一般不推荐使用高渗盐水溶液纠正低钠血症。肝硬化腹水患者如有重度的低钠血症(血钠<110mmol/L)或出现低钠性脑病,可适当静脉补充3%~5%NaCl溶液50~100ml。托伐普坦能够纠正低钠血症。在使用托伐普坦的过程中应严密监测患者的尿量、体征和电解质,应使24小时血钠上升不超过12mmol/L,以免加重循环负荷或导致神经系统脱髓鞘损害。

(三)自发性细菌性腹膜炎

自发性细菌性腹膜炎(spontaneous bacterial peritonitis,SBP)是指在无明确的腹腔内病变来源(如肠穿孔、肠脓肿等)的情况下发生的腹膜炎,是病原微生物侵入腹腔,造成明显损害引起的感染性疾病,是肝硬化等终末期肝病患者的常见并发症(40%~70%)。一旦出现与SBP相符的症状、体征或符合SBP的诊断标准时,即可早期开始抗感染治疗。

1. 无近期应用β-内酰胺类抗菌药的社区获得性轻、中度SBP患者首选第三代头孢菌素类抗菌药单药经验性治疗;未使用过氟喹诺酮类药物的患者可单用氟喹诺酮类药物。

2. 在医院环境和/或近期应用β-内酰胺类抗菌药的SBP患者应根据药敏试验结果或选择以碳青霉烯类为基础的经验性抗感染治疗。

3. 肝硬化腹水患者使用抗感染药需慎重,密切观察药物不良反应。利福昔明可预防SBP反复发作。

(四)肝性脑病

肝性脑病(hepatic encephalopathy,HE)是由急、慢性肝功能严重障碍或各种门静脉-体循环分流(以下简称门体分流)异常所致的,以代谢紊乱为基础,轻重程度不同的神经精神异常综合征。

1. 去除诱因

(1)对于肝硬化HE患者,感染是最常见的诱发因素,应积极寻找感染原,即使没有明显的感染灶,但由于肠道细菌移位、内毒素水平升高等原因,存在潜在的炎症状态,而抗菌药治疗可减少这种炎症状态。因此,应尽早开始经验性抗菌药治疗。

(2)消化道出血也是HE的常见诱发因素,出血当天或其后几天均易诱发HE;隐匿性消化道出血也可诱发HE。应尽快止血,并清除胃肠道内的积血。

(3)过度利尿引起的容量不足性碱中毒和电解质紊乱会诱发HE。此时应暂停利尿药,补充液体及白蛋白,纠正电解质紊乱(低钾或高钾血症、低钠或高钠血症)。低血容量性低钠血症(特别是血钠低于 110mmol/L 时)应静脉补充生理盐水;而对于高血容量性或等容量性低钠血症患者,可使用选择性抗利尿激素 2 型受体(V_2 受体)拮抗剂。对于 3~4 级 HE 患者,应积极控制脑水肿,可应用 20% 甘露醇(250~1 000ml/d,2~6 次 /d)或联合呋塞米(40~80mg/d)治疗。

2. 降氨治疗

(1)乳果糖:乳果糖在结肠中被消化道菌群转化成低分子量的有机酸,导致肠道内的 pH 下降;并通过保留水分增加粪便体积,刺激结肠蠕动,保持大便通畅,缓解便秘,发挥导泻作用,同时恢复结肠的生理节律。在 HE 时,乳果糖促进肠道嗜酸菌(如乳酸杆菌)生长,抑制蛋白分解菌,使氨转变为离子状态。乳果糖还减少肠道细菌移位,防治自发性细菌性腹膜炎。用药剂量为每次口服 15~30ml,2~3 次 /d(根据患者的反应调整剂量),以每天 2~3 次软便为宜,必要时可配合保留灌肠治疗。

(2)拉克替醇:为肠道不吸收的双糖,能清洁、酸化肠道,减少氨的吸收,调节肠道微生态,有效降低内毒素。拉克替醇治疗 HE 的疗效与乳果糖相当,同时起效速度快,腹胀的发生率低,甜度较低,糖尿病患者可正常应用。推荐的初始剂量为 0.6g/kg,分 3 次于餐时服用,以每日排软便 2 次为标准来增减服用剂量。

(3)L- 鸟氨酸 L- 门冬氨酸:L- 鸟氨酸 L- 门冬氨酸(L-ornithine L-aspartate,LOLA)通过促进肝脏的鸟氨酸循环和谷氨酰胺合成降低氨的水平,可明显降低患者的空腹血氨和餐后血氨,改善 HE 的分级及神经心理测试结果,缩短住院时间,提高生活质量。可作为替代治疗或用于常规治疗无反应的患者,剂量为 10~40g/d,静脉滴注,对轻微肝性脑病(minimal hepatic encephalopathy,MHE)和显性肝性脑病(overt hepatic encephalopathy,OHE)均有治疗作用。LOLA 可单药使用或联合乳果糖。

(4)利福昔明:是利福霉素的合成衍生物,吸收率低,可以抑制肠道细菌过度繁殖,减少产氨细菌的数量,减少肠道 NH_3 的产生与吸收,从而减轻 HE 的症状,预防 HE 的发生,但对 B 型 HE 无明显效果。常用剂量为 800~1 200mg/d,分 3~4 次口服,疗程有待进一步研究。

(5)其他治疗药物

1)精氨酸:盐酸精氨酸因含有盐酸,偏酸性,所以可用于治疗伴代谢性碱中毒的 HE。在应用过程中应注意监测血气分析,警惕过量引起酸中毒。因其效果有限,临床不常规应用。

2)谷氨酰胺:近年来认为,谷氨酸盐只能暂时降低血氨,不能透过血脑屏障,不能降低脑组织中的氨,且可诱发代谢性碱中毒,反而加重 HE;另外,脑内过多的谷氨酰胺产生高渗效应,参与脑水肿的形成,不利于 HE 的恢复,目前临床上不常规应用。

3）阿卡波糖：可能抑制小肠刷状缘的 α- 葡糖苷酶，阿卡波糖 300mg/d 可降低伴有 2 型糖尿病和 1~2 级 HE 患者的临床症状，不良反应有腹痛、胀气和腹泻。

4）清除幽门螺杆菌药物：研究发现 HE 和 MHE 与肝硬化无 HE 患者的 Hp 感染率差异有统计学意义，Hp 感染与肝硬化 HE 可能有关，根治 Hp 可有利于临床预防及治疗肝硬化 HE。

3. 镇静治疗　HE 与 γ- 氨基丁酸神经抑制受体和 *N*- 甲基 -D- 天冬氨酸 - 谷氨酸兴奋性受体上调有关，导致抑制性和兴奋性信号失衡。理论上应用氟马西尼、溴隐亭、左旋多巴和乙酰胆碱酯酶（AChE）抑制剂均是可行的。对于有苯二氮䓬类或阿片类药物诱因的 HE 昏迷患者，可试用氟马西尼或纳洛酮。

（1）纳洛酮：血浆 D- 内啡肽（D-EP）与 HE 的发生关系密切。一方面 D-EP 干扰脑细胞 ATP 的代谢过程，导致细胞膜稳定性下降及功能障碍；另一方面 D-EP 与大脑内的阿片受体相结合，抑制大脑皮质的血液循环，脑组织血供不足，进一步加重脑细胞功能障碍。纳洛酮单用或与 LOLA、乳果糖等药物联用，具有促进患者清醒的作用，但仍有待进一步验证。

（2）丙泊酚：与地西泮比较，丙泊酚能更安全、更有效地控制 HE 的躁狂症状。与咪达唑仑相比，丙泊酚组的恢复时间更短，认知功能恢复更快。

（3）苯二氮䓬类药物：由于肝硬化患者焦虑、抑郁、疼痛性疾病的发生率较高，扰乱睡眠周期；或者对于严重的精神异常如躁狂、危及他人安全及不能配合医师诊疗者，向患者家属告知风险后，会使用苯二氮䓬类镇静药首先控制症状，因此，肝硬化患者常有镇静催眠药或镇痛药使用史，但这些药物可以诱发 HE。氟马西尼是一种苯二氮䓬受体拮抗剂，产生与苯二氮䓬类药物相反的焦虑、唤醒等作用，从而可以逆转肝性脑病的神经精神症状。

4. 营养支持治疗　正确评估患者的营养状态，早期进行营养干预，可改善患者的生存质量、降低并发症的发生率、延长患者的生存时间。

（1）能量：每日理想的能量摄入为 35~40kcal/kg（1kcal=4.184kJ）。应鼓励患者少食多餐，每日均匀分配小餐，睡前加餐（至少包含复合碳水化合物 50g），白天禁食时间不应超过 6 小时。进食早餐可提高 MHE 患者的注意力及操作能力。

（2）蛋白质：因为植物蛋白含硫氨基酸的蛋氨酸和半胱氨酸少，不易诱发 HE，含鸟氨酸和精氨酸较多，可通过尿素循环促进氨的清除。故复发性 / 持久性 HE 患者可以每日摄入 30~40g 植物蛋白。

3~4 级 HE 患者应禁止从肠道补充蛋白质；MHE、1~2 级 HE 患者开始数日应限制蛋白质，控制在 20g/d，随着症状改善，每 2~3 天可增加 10~20g 蛋白。植物蛋白优于动物蛋白；静脉补充白蛋白安全；慢性 HE 患者鼓励少食多餐，添加蛋白宜个体化，逐渐增加蛋白总量。

(3) 支链氨基酸（BCAA）：3~4 级 HE 患者应补充富含 BCAA（缬氨酸、亮氨酸和异亮氨酸）的肠外营养制剂。BCAA 不仅支持大脑和肌肉合成谷氨酰胺，促进氨的解毒代谢，而且还可以减少过多的芳香族氨基酸进入大脑。

(4) 对失代偿期肝硬化或有营养不良风险者应给予复合维生素或锌补充剂治疗。

5. HE 的预防

(1) 一级预防：重点是治疗肝脏原发病及营养干预。病因治疗可减轻肝脏炎症损伤及肝纤维化，降低门静脉压力，阻止或逆转肝硬化进展，对预防和控制 HE 及其他并发症的发生有重要意义。积极预防及治疗感染、消化道出血、电解质紊乱、酸碱平衡失调、便秘等 HE 的诱发因素，避免大量放腹水或利尿，少食多餐，避免摄入过量的高蛋白饮食。

(2) 二级预防：重点是患者及其家属的健康教育、控制血氨升高及调节肠道微生态。加强对患者及家属的健康教育，告知其 HE 特别是 MHE 的潜在危害，并使其了解 HE 的诱因。患者应在医师指导下，根据肝功能损伤情况合理调整饮食结构，HE 发作期间避免一次性摄入大量高蛋白质饮食。乳果糖、拉克替醇等可作为预防用药。逐步引导患者自我健康管理，并指导家属注意观察患者的行为、性格变化，考察患者有无注意力、记忆力、定向力减退，尽可能做到 HE 的早发现、早诊断、早治疗。

第三节　常见处方审核案例详解

案例 1

【处方描述】

性别：男　年龄：45 岁

既往史：慢性乙型病毒性肝炎病史 18 年。

现病史：因“腹胀、乏力、双下肢水肿 2 年”入院。查体示肝病面容，巩膜黄染，腹膨隆，肝位于肋下 2 指。肝功能示 GPT 43U/L，GOT 65U/L，TBIL 78μmol/L，DBIL 72μmol/L，IBIL 6μmol/L，Alb 32.6g/L，TBA 39.7μmol/L。血脂四项示 TC 2.75mmol/L，TG 1.26mmol/L，HDL-C 0.92mmol/L，LDL-C 3.13mmol/L。

临床诊断：乙型肝炎后肝硬化并腹水形成。

处方内容：

20% 脂肪乳注射液　250ml　q.d.　iv.gtt

【处方问题】遴选药品不适宜。

【机制分析】①该患者的 TBIL、DBIL 明显升高，且 DBIL/TBIL 的占比超过 60%，考虑梗阻性黄疸的可能性。②脂肪乳静脉滴注后，在血浆中很快水解为游离脂肪酸和甘油。由于脂肪酸常取代胆红素与白蛋白结合，所以黄疸患者应小心控制，以免致使黄疸加深或因血浆中的游离脂肪酸浓度升高，造成肺部血管内脂肪沉积，因此，梗阻性黄疸患者慎用脂肪乳。故本处方属于遴选药品不适宜。

【干预建议】暂时不予以脂肪乳剂，待患者黄疸消退后再应用；同时要注意三大营养物质的合理配比使用，不可单一输注。

案例 2

【处方描述】

性别：男　年龄：49 岁

既往史：乙肝后肝硬化 6 年。

现病史：3 天前患者出现乏力、尿黄，半天前出现呕血。入院后完善相关检查，总胆红素 52.6μmol/L，结合胆红素 25.9μmol/L，谷丙转氨酶 132U/L，谷草转氨酶 148U/L，血浆白蛋白 23.8g/L，凝血酶原时间 19.6 秒。腹部 B 超示肝硬化、脾大、腹水，并行食管静脉曲张套扎术。

临床诊断：肝硬化食管静脉曲张套扎术后。

处方内容：

普萘洛尔片	10mg	q.d.	p.o.
生长抑素注射液	0.75mg	b.i.d.	i.v.

【处方问题】遴选药品不适宜；药品剂型或给药途径不适宜。

【机制分析】①依据该患者的各项检查，肝功能 Child-Pugh 评分为 11 分，属于 Child-Pugh C 级。由于国外的临床证据显示长期使用非选择性 β 受体拮抗剂可增加 Child-Pugh C 级患者急性肾损伤的风险，增加其病死率，因此对于 Child-Pugh C 级患者不推荐使用非选择性 β 受体拮抗剂。②由于生长抑素的半衰期仅 3~5 分钟，因此，生长抑素必须持续静脉给药。故本处方属于遴选药品不适宜，药品剂型或给药途径不适宜。

【干预建议】①建议定期复查胃镜，依据情况及时行内镜下治疗，如食管静脉曲张套扎术或介入治疗等。②停用非选择性 β 受体拮抗剂普萘洛尔片。③生长抑素注射液首剂 250μg 缓慢静脉注射作为负荷剂量后，并立即以 250μg/h 持续静脉泵入，且更换药物的时间间隔最好不超过 3 分钟；或可换用奥曲肽持续静脉泵入或皮下给药。

案例 3

【处方描述】

性别：女　年龄：68 岁

既往史：乙型肝炎后肝硬化 6 年。

现病史：1 天前患者无明显诱因下出现神志不清，意识模糊，烦躁不安，对疼痛无反应，小便失禁，大便未解。血氨 135mmol/L，K^+ 6.9mmol/L，Na^+ 120mmol/L。

临床诊断：肝性脑病。

处方内容：

乳果糖口服溶液	20ml	t.i.d.	p.o.
0.9% 氯化钠注射液	250ml	b.i.d	iv.gtt
注射用门冬氨酸鸟氨酸	10g		
复方氨基酸 18AA 注射液	250ml	q.d.	iv.gtt
0.9% 氯化钠注射液	100ml	b.i.d.	iv.gtt
10% 氯化钠注射液	30ml		

【处方问题】用法、用量不适宜；遴选药品不适宜。

【机制分析】①该患者诊断为肝性脑病，血氨为 135mmol/L，大便未解，可采取降氨治疗，使用乳果糖及门冬氨酸鸟氨酸较为适宜。但注射用门冬氨酸鸟氨酸要求配成的终浓度不超过 2%，此处方中的浓度为 4%。②肝性脑病患者应补充富含 BCAA（缬氨酸、亮氨酸和异亮氨酸）的肠外营养制剂。BCAA 不仅支持大脑和肌肉合成谷氨酰胺，促进氨的解毒代谢，还可以减少过多的芳香族氨基酸进入大脑，而复方氨基酸 18AA 为平衡型氨基酸，建议选用含支链氨基酸较多的制剂，如 3AA、15AA、20AA 等。

故本处方属于用法、用量不适宜，遴选药品不适宜。

【干预建议】①将门冬氨酸鸟氨酸稀释于 500ml 溶媒中；②建议选用含支链氨基酸较多的制剂，如 3AA、15AA、20AA 等。

案例 4

【处方描述】

性别：女　年龄：68 岁　身高：162cm　体重：45kg

既往史：乙型肝炎后肝硬化 6 年。

检验检查：血浆白蛋白 25g/L，腹部 B 超示大量腹水。

临床诊断：乙型肝炎后肝硬化失代偿期伴腹水形成。

处方内容：

人血白蛋白注射液	10g	q.o.d.	iv.gtt
呋塞米注射液	20mg	q.o.d.	i.v.(白蛋白静脉输注完毕后使用)

【处方问题】用法、用量不适宜。

【机制分析】①该患者为肝硬化失代偿期，伴有大量腹水，血浆 Alb 仅为 25g/L，有使用人血白蛋白的指征。②对于 Alb<30g/L 的肝硬化伴有 2~3 级腹水者，推荐人血白蛋白的剂量为 10~40g/d；同时，结合人血白蛋白的生理特性，每天肝脏合成 10~15g 人血白蛋白，人体总人血白蛋白的半衰期为 12~19 天。该患者的体重为 45kg，人血白蛋白的使用剂量仅为 10g q.o.d.，剂量不足。故本处方属于用法、用量不适宜。

【干预建议】增加人血白蛋白的剂量，建议调整为 10~40g/d，或者按每日放腹水的量计算人血白蛋白的量，剂量为 6~8g/1 000ml 腹水。

案例 5

【处方描述】

性别：男　年龄：58 岁　身高：169cm　体重：50kg

既往史：酒精性肝硬化失代偿期 2 年。

过敏史：暂未发现药物及食物过敏史。

现病史：患者反复呕血 6 个月余，再发半天。

临床诊断：上消化道出血(食管 - 胃底静脉曲张破裂出血？)。

处方内容：

乳酸环丙沙星注射液	0.4g	q.d.	iv.gtt
0.9% 氯化钠注射液	47ml	8ml/h 静脉泵入	
注射用生长抑素	3mg		

【处方问题】遴选药品不适宜；用法、用量不适宜。

【机制分析】①患者活动性出血时可出现胃黏膜和食管黏膜炎症水肿，预防性使用抗菌药可减少菌血症和自发性细菌性腹膜炎的发生。②肠来源的需氧革兰氏阴性杆菌是最常见的病原菌，首选第三代头孢菌素类，若过敏，则选择喹诺酮类抗菌药，一般疗程为 5~7 天。而该患者的既往个人史中否认药物过敏情况,故初始经验性选用环丙沙星不是最佳选择,且环丙沙星应为 q.12h. 给药。故本处方属于遴选药品不适宜,用法、用量不适宜。

【干预建议】建议选用第三代头孢菌素类来预防。

第四节　小　　结

肝硬化是由肝炎、肝纤维化逐渐演变而来的,它的预后取决于病因、肝功能代偿程度及有无并发症。因此,积极寻找并针对病因治疗,避免和延缓并发症发生,对于肝硬化患者尤为重要。对于已发生肝硬化并发症的患者要积极控制,避免并发症进一步发展。药师在进行肝硬化疾病相关处方审核时,需要注意以下几点:

1. 审核所选用的药物的剂型、给药途径与患者的疾病严重程度是否相符合。若患者存在食管 - 胃底静脉曲张破裂出血应选用奥曲肽持续静脉泵入,要注意疗程。

2. 针对肝硬化的不同诱因,要注意治疗原发病。如乙型肝炎后肝硬化需持续抗乙型肝炎病毒治疗;自身免疫性肝硬化要注意免疫抑制剂等药物治疗等。

3. 针对肝硬化伴随的一些症状如门静脉高压,注意使用降低门静脉压力的药物普萘洛尔的禁忌证;各种利尿药的使用剂量与最佳比例。

4. 对于肝硬化患者要注意所使用的药物的肝毒性,注意肝硬化患者使用 PPI 的最大剂量。

5. 避免应用过多的护肝药物(≥ 3 种),因为这些药物本身也需要肝脏代谢,可能具有一定的肝损害作用。

(江 晟　严远梅　常惠礼)

参考文献

[1] 葛均波,徐永健. 内科学 [M]. 8 版. 北京:人民卫生出版社,2013.
[2] 陈新谦,金有豫,汤光. 陈新谦新编药物学 [M]. 18 版. 北京:人民卫生出版社,2019.
[3] S. C. 斯威曼. 马丁代尔药物大典(原著第 37 版)[M]. 李大魁,金有豫,汤光,等译. 北京:化学工业出版社,2014.
[4] 中华医学会肝病学分会,中华医学会消化病学分会,中华医学会内镜学分会,等. 肝硬化门静脉高压食管胃静脉曲张出血的防治指南 [J]. 临床肝胆病杂志,2016, 32 (2): 203-219.
[5] 中华医学会肝病学分会,北京大学第一医院感染科,首都医科大学附属北京佑安医院肝病消化中心,等. 肝硬化腹水及相关并发症的诊疗指南 [J]. 临床肝胆病杂志,2017, 33 (10): 1847-1863.

[6] 中华医学会肝病学分会，北京大学第一医院感染疾病科，首都医科大学附属北京佑安医院肝病消化中心，等. 肝硬化肝性脑病诊疗指南 [J]. 中华肝脏病杂志，2018, 26 (10): 721-736.
[7] 中华医学会肝病学分会，北京大学第一医院感染疾病科，首都医科大学附属北京佑安医院肝病消化中心，等. 肝硬化诊治指南 [J]. 临床肝胆病杂志，2019, 35 (11): 2408-2425.
[8] 中华医学会外科学分会脾及门静脉高压外科学组. 肝硬化门静脉高压症食管、胃底静脉曲张破裂出血诊治专家共识 (2019 版)[J]. 中华消化外科杂志，2019, 18 (12): 1087-1093.
[9] 林三仁. 消化内科学高级教程 [M]. 北京：中华医学电子音像出版社，2016.

第六章 胰腺炎处方审核案例详解

胰腺炎是因胰腺胰蛋白酶自身消化作用而诱发的疾病，表现为胰腺水肿、充血、出血、坏死等，临床出现腹痛、腹胀、恶心、呕吐等症状。胰腺炎根据疾病进展速度分为急性胰腺炎和慢性胰腺炎，而急性胰腺炎和慢性胰腺炎根据其病理类型和严重程度又可以进行进一步分级。

第一节　急性胰腺炎

一、急性胰腺炎概述

急性胰腺炎是指多种病因导致的以胰腺局部炎症反应为特征、伴或不伴其他器官功能改变的疾病，临床特点为急性上腹痛、恶心、呕吐、血清淀粉酶增高等，具有起病急、病情重、病死率高的特点，是临床常见的消化系统疾病之一。大多数患者的病程为自限性，在急性胰腺炎的治疗过程中药物治疗占有重要作用，包括抑制胰液分泌、抑制胰酶活性、抗感染、镇痛、营养支持等对症与对因治疗。急性胰腺炎治疗管理在急性胰腺炎的临床治疗及防治并发症过程中具有重要的指导作用。

（一）定义

急性胰腺炎（acute pancreatitis，AP）是多种原因引起胰酶激活，继而导致胰腺的急性炎症和细胞损害过程，不同程度地波及邻近组织和其他脏器系统，病情严重者可发生全身炎症反应综合征并可伴器官功能障碍。

（二）病因

1. 常见病因包括胆石症、酒精、高脂血症，占病例数的 70% 以上。

2. 其他病因包括自身免疫性、感染性、医源性、坏死性、梗阻性、创伤性病因等，约占 10%。

3. 经各项检查无法确定病因的归为特发性。

（三）病理分型及严重程度分级

1. 病理分型

（1）间质水肿型胰腺炎：约占 AP 的 90%，由炎性水肿引起弥漫性或局限性胰腺肿大，胰周组织可有少量坏死，可伴胰周积液，内、外分泌腺无损伤表现。

（2）坏死型胰腺炎：此类型少见，伴有胰腺实质和 / 或胰周组织坏死。

2. 严重程度分级

（1）轻症急性胰腺炎（mild acute pancreatitis，MAP）：不伴器官功能衰竭及局部或全身并发症，通常 1~2 周内恢复。

（2）中重症急性胰腺炎（moderately severe acute pancreatitis，MSAP）：伴持续时间 <48 小时一过性器官功能障碍，早期死亡率低，后期合并感染及组织坏死则病死率增高。

（3）重症急性胰腺炎（severe acute pancreatitis，SAP）：伴持续的器官功能障碍，早期病死率高，后期合并感染则病死率更高。

二、急性胰腺炎治疗管理

（一）治疗原则

1. 轻症急性胰腺炎　以内科治疗为主。

（1）抑制胰液分泌：禁食及胃肠减压，并使用 H_2 受体拮抗剂或质子泵抑制剂以及生长抑素及其类似物。

（2）抑制胰酶活性，减少胰酶合成：可使用胰酶肽、加贝酯、乌司他丁。

（3）镇痛：常用山莨菪碱或哌替啶镇痛。

（4）抗感染：可针对感染情况选用适合的抗生素。

2. 重症急性胰腺炎

（1）禁食及胃肠减压。

（2）营养支持：应于血流动力学及心脏功能稳定的情况下尽早进行营养支持，初期主要以肠外营养为主，过渡至肠内营养。

（3）抗生素应用：SAP 患者的死亡原因 80% 为感染，预防和治疗感染是降低 SAP 死亡率的关键。一般不推荐静脉使用抗生素进行预防感染，针对部分易感人群可选择相应的抗生素预防感染。

（4）生长抑素和生长激素联合治疗：生长激素可维持肠黏膜屏障，防治肠道内细菌移位；使用生长抑素可抑制肠道腺体分泌。

（5）液体复苏及重症监护治疗：SAP 患者常有大量体液丢失，可造成有效循环血量减少，继而可引起胰腺微循环灌注减少而加重胰腺组织坏死。常用胶体液（鲜血、血浆、白蛋白）和晶体液（平衡液）进行液体复苏治疗，可通过各种手段对循环血量进行监护。

(6)纠正水、电解质、酸碱平衡紊乱。

(7)糖皮质激素应用:当出现重要脏器的严重并发症时可使用甲泼尼龙。

(8)血浆置换:严重的高脂血症可用血浆置换降低血中的甘油三酯含量。

(9)手术治疗:外科治疗主要针对胰腺局部并发症继发感染或产生压迫症状,包括胆道梗阻、消化道梗阻、胰腺脓肿或假囊肿、疑有穿孔或肠坏死等。

(二)药物治疗原则

1. 轻症急性胰腺炎 抑制胰液、胃酸分泌,抑制胰酶活性,减少胰酶合成,有效镇痛,抗感染。

2. 重症急性胰腺炎 抑制胰液、胃酸分泌,生长抑素和生长激素联合治疗,积极预防和治疗感染,当出现重要脏器的严重并发症时短期使用糖皮质激素。

(三)治疗药物的作用机制及作用特点

1. 抑制胃酸分泌的药物

(1) H_2 受体拮抗剂:选择性地竞争结合 H_2 受体,使胃酸分泌明显减少,包括西咪替丁、雷尼替丁、法莫替丁。使用西咪替丁可能出现腹泻、腹胀等消化系统反应,急性间质性肾炎,头晕、嗜睡中枢神经系统反应,心动过缓、面部潮红等心血管系统反应,也可发生抗雄激素作用等不良反应;雷尼替丁、法莫替丁对肾功能、性腺功能、中枢神经系统的损伤作用较西咪替丁小,少数患者可发生轻度肝功能损伤。

(2)质子泵抑制剂:进入壁细胞后,在分泌小管的酸间隙内质子化,转化为活性物质次磺酰胺,与质子泵管腔面上的巯乙胺共价结合,对ATP酶产生不可逆性的抑制作用,阻断胃酸分泌的最终步骤。常用的PPI包括奥美拉唑、兰索拉唑、泮托拉唑、雷贝拉唑、埃索美拉唑。使用PPI可出现头痛、腹泻、腹痛、便秘的不良反应。由于奥美拉唑、艾司奥美拉唑是中等强度的CYP2C19抑制剂,因此合并使用同样经由CYP2C19代谢的活性物质会影响其代谢,进而使得这些物质的全身暴露量波动,包括华法林、氯吡格雷、地西泮、苯妥英等,需进行药物检测,必要时更换药物类型或者调整药物剂量。

2. 生长抑素及其类似物 生长抑素及其类似物具有多种内分泌活性,包括抑制胃酸分泌,抑制胰腺外分泌,降低胰液、消化酶分泌,抑制胰岛素、胰高血糖素、胆囊收缩素,阻止胰腺炎进展。在急性胰腺炎早期使用生长激素及其类似物可迅速控制病情,缓解临床症状,降低血淀粉酶水平并减少并发症。

生长抑素为人工合成的环状氨基酸十四肽,半衰期为1~3分钟,使用剂量为首剂250μg,继而使用250~500μg/h维持治疗12~24小时;生长抑素类似物奥曲肽为人工合成的天然生长抑素环状氨基酸八肽衍生物,半衰期达1~2.5小时,使用剂量为首剂50μg,继而使用25~50μg/h维持治疗12~24小时。

3. 抑制胰酶活性、减少胰酶合成的药物

(1)抑肽酶:抑制肠肽酶,中断瀑布效应,可早期、大剂量使用。推荐剂量为第1天50 000U/h,总量为100 000~250 000U,接着2 000~40 000U/d,疗程为1~2周。

(2)加贝酯:为非肽类蛋白分解酶抑制剂,对胰蛋白酶、血管舒缓素、磷脂酶 A_2、激肽释放酶、纤维蛋白溶解酶等均有强抑制作用,对肝胰壶腹部括约肌有舒张和松弛作用。加贝酯仅可以静脉滴注使用,100mg/次,3次/d,持续3天,症状减轻后改为100mg/d,疗程为7~10天,滴速为1mg/(kg·h),不超过2.5mg/(kg·h)。用药期间需注意是否发生注射部位血管局部疼痛、皮肤发红等刺激症状及浅表静脉炎,偶有皮疹、颜面潮红、过敏症状,极少数可能会出现过敏性休克的表现。

(3)乌司他丁:为新鲜人尿中提取的一种能抑制多种蛋白水解酶活性的糖蛋白,属于蛋白酶抑制剂,还具有稳定溶酶体膜、抑制溶酶体酶释放和抑制心肌抑制因子产生等作用。推荐使用剂量为100 000U静脉滴注给药,1~3次/d。偶见恶心、呕吐、腹泻、氨基转移酶上升、注射部位红肿瘙痒,出现过敏症状立即停药,并予以适当处理。

4. 镇痛药 急性胰腺炎多伴发明显的疼痛,常用山莨菪碱或哌替啶肌内注射,一般不使用吗啡镇痛。

5. 抗生素 急性胰腺炎患者不推荐常规静脉使用抗生素进行预防感染。针对胆道梗阻、免疫抑制、高龄等特殊易感人群,发生肠源性细菌移位的可能性大,可根据患者自身的具体情况选择喹诺酮类、头孢菌素类抗生素等进行预防以及治疗感染。

三、常见处方审核案例详解

案例1

【处方描述】

性别:女 年龄:42岁

临床诊断:急性水肿型胰腺炎。

处方内容:

雷尼替丁胶囊	150mg	t.i.d.	p.o.
多潘立酮片	10mg	t.i.d.	p.o.

【处方问题】联合用药不适宜。

【机制分析】雷尼替丁为选择性 H_2 受体拮抗剂，能有效抑制急性胰腺炎过程中的胃酸分泌，多潘立酮能减少雷尼替丁在胃内滞留的时间从而降低其生物利用度。故本处方属于联合用药不适宜。

【干预建议】建议单独使用雷尼替丁胶囊。

案例 2

【处方描述】

性别：男　年龄：63 岁

临床诊断：急性水肿型胰腺炎；冠状动脉性心脏病；冠状动脉支架植入术后。

处方内容：

注射用艾司奥美拉唑钠	40mg	q.d.	i.v.
氯吡格雷片	75mg	q.d.	p.o.

【处方问题】联合用药不适宜。

【机制分析】艾司奥美拉唑为 CYP2C19 抑制剂，对经由 CYP2C19 代谢的药物影响显著，可影响氯吡格雷代谢，导致氯吡格雷活性代谢产物的暴露量下降 40%，最终可导致血小板聚集的最大抑制作用下降 14%。故本处方属于联合用药不适宜。

【干预建议】建议更换艾司奥美拉唑为雷贝拉唑或者泮托拉唑等其他质子泵抑制剂。

案例 3

【处方描述】

性别：男　年龄：28 岁

临床诊断：急性水肿型胰腺炎。

处方内容：

盐酸吗啡片　10mg　q.d.　p.o.

【处方问题】遴选药品不适宜。

【机制分析】急性胰腺炎患者伴明显的疼痛，可使用药物镇痛。由于吗啡的不良反应多，可导致恶心、呕吐、便秘等，且吗啡可使肝胰壶腹部括约肌痉挛，故急性胰腺炎镇痛避免选择吗啡，可选择山莨菪碱或者哌替啶进行镇痛治疗。故本处方属于遴选药品不适宜。

【干预建议】建议更换吗啡为山莨菪碱或者哌替啶等其他镇痛药。

第二节 慢性胰腺炎

一、慢性胰腺炎概述

慢性胰腺炎属于胰腺功能不可逆性改变的慢性炎症性疾病,近年来发病率逐年增加,是一种难治愈性疾病,症状顽固,需要终身治疗,严重影响患者的生活质量。慢性胰腺炎的致病因素多样,由遗传、环境或者其他致病因素共同引起。由于慢性胰腺炎的难治愈性,需要终身随诊治疗,其治疗过程中使用药物控制症状、改善胰腺功能、治疗并发症、提高生活质量是重要的组成部分。

(一) 定义

慢性胰腺炎(chronic pancreatitis,CP)是各种病因引起的胰腺组织和功能不可逆性的慢性炎症性病变,是持续性和进行性损害,其基本病理特征包括胰腺实质慢性炎症损害和胰腺纤维化、胰腺实质钙化等,最终导致胰腺内分泌和外分泌功能永久性丧失。临床表现无特异性,表现为反复上腹疼痛和胰腺内外分泌功能不全。

(二) 病因

长期过量饮酒导致慢性酒精中毒是主要病因,占 35% 左右,其他病因包括胆道疾病、胰腺外伤、高脂血症、自身免疫病、高钙血症、急性胰腺炎导致胰管狭窄等,还有遗传因素如阳离子胰蛋白酶原基因、酒精代谢酶基因、胰蛋白酶抑制因子基因突变等可导致遗传性胰腺炎。其他致病因素不明确者称为特发性慢性胰腺炎,与肝胰壶腹部括约肌功能异常有关。

(三) 分类及分期

1. 分类　以组织学为基础可分为以下 4 类:

(1) 慢性钙化性胰腺炎:致病因素包括酒精性、遗传性、高脂血症性、特发性、药物性等。

(2) 慢性阻塞性胰腺炎:狭窄性十二指肠乳头炎、胰腺分裂和损伤等可导致。

(3) 慢性炎症性胰腺炎:临床罕见,特征是胰腺实质减少和单核细胞浸润,致病因素不明确,临床多与糖尿病及血管因素有关。

(4) 自身免疫性胰腺炎:病理改变除胰腺纤维化,淋巴细胞、浆细胞浸润外,常见胰腺实质纤维性增生和导管上皮增生,胰管扩张、钙化、结石少见,常见于硬化性胆管炎、原发性胆汁性肝硬化、干燥综合征患者,激素治疗有效。

2. 分期 根据临床表现、形态学改变、胰腺内外分泌功能受损程度分为以下4期：

(1)早期：出现腹痛、血清或尿淀粉酶升高等临床症状，CT、超声检查多无特征性改变，EUS、ERCP或组织学检查可有轻微改变。

(2)进展期：主要表现为反复腹痛或急性胰腺炎发作，胰腺实质或导管出现特征性改变，胰腺内外分泌功能无显著异常，病程可持续数年。

(3)并发症期：临床症状加重胰腺及导管形态的异常，胰腺实质明显纤维化或炎性增生改变，可出现假性囊肿、胆道梗阻、十二指肠梗阻、胰源性门静脉高压、胰源性胸腔积液和腹水等并发症。胰腺内外分泌功能异常，但无显著的临床表现。

(4)终末期：腹痛的发作频率和严重程度可降低，甚至疼痛症状消失，胰腺内外分泌功能显著异常，临床出现腹泻、脂肪泻、体重下降和糖尿病。

二、慢性胰腺炎治疗管理

(一) 治疗原则

1. 控制症状 针对症状进行对症处理，改善生活质量。

2. 去除病因 明确慢性胰腺炎发生的原因，去除病因和纠正存在的胰管梗阻因素，保护胰腺内外分泌功能。

3. 预防和治疗并发症 积极预防及治疗出现的并发症，寻求胰腺内外分泌功能替代治疗。

(二) 药物治疗原则

1. 胰腺外功能不全的治疗 患者出现脂肪泻、体重下降、营养不良等表现时，需补充外源性胰酶制剂改善消化吸收功能障碍。

2. 胰腺内分泌功能不全的治疗 根据糖尿病的进展程度及并发症情况选择降血糖药进行治疗。

3. 镇痛治疗 需选择合适的镇痛药，在药物镇痛的基础上可选择多模式镇痛方式。

(三) 治疗药物的作用机制及作用特点

1. 胰腺外功能不全的替代治疗

(1)胰酶肠溶胶囊：为胰蛋白酶、胰淀粉酶、胰脂肪酶的混合物，在中性或弱碱性条件下的活性较强，胰蛋白酶能使蛋白质转化为蛋白胨，胰淀粉酶能使淀粉转化为糖，胰脂肪酶能使脂肪分解为甘油及脂肪酸，从而起到胰腺外分泌功能替代作用。一次服用剂量为1 000mg，3次/d，随餐服用，若餐间进食再口服1 000mg。

(2)复方消化酶胶囊：为复方制剂，含胃蛋白酶、木瓜蛋白酶、淀粉酶、熊去氧胆酸、纤维素酶、胰蛋白酶、胰淀粉酶、胰脂肪酶。其中胃蛋白酶可以使蛋白质分解为胨和多肽；木瓜蛋白酶可水解动植物蛋白，提高蛋白质的利用度；淀粉酶可以使淀粉分解成易于吸收的糊精和麦芽糖；熊去氧胆酸能增加胆汁酸分泌，提高胰酶活性，促进食物中的脂肪乳化；纤维素酶可以降解植物细胞壁。本品可有呕吐、腹泻、排稀软便等不良反应。

(3) 米曲菌胰酶片：含米曲菌霉提取物和胰酶，米曲菌霉提取物包括纤维素酶、蛋白酶、淀粉酶，胰酶包括脂肪酶、蛋白酶、淀粉酶。本品需整片吞服，不可咀嚼服用，于餐中或餐后服用，禁用于慢性胰腺炎活动期急性发作患者。

2. 胰腺内分泌功能不全的治疗　根据糖尿病的进展程度及并发症情况，一般首选二甲双胍控制血糖，必要时加用促胰岛素分泌药，对于症状性高血糖、口服降血糖药疗效不佳者选择胰岛素治疗。当慢性胰腺炎合并糖尿病时，若对胰岛素敏感，则需特别注意预防低血糖发作。

3. 镇痛治疗

(1) 非镇痛药：慢性胰腺炎患者外分泌不足可使胆囊收缩素对胰腺的刺激性加重，导致疼痛加剧。胰酶可抑制胆囊收缩素释放和分泌，一定程度地缓解疼痛。H_2 受体拮抗剂或质子泵抑制剂可降低胰液分泌量，降低胰管内压力以减轻疼痛，并且可以增加胰酶制剂的疗效。此外，胆囊收缩素受体拮抗剂丙谷胺(600mg/d)也有一定疗效。生长抑素或奥曲肽可以降低胃肠腺体分泌，也可以一定程度地缓解疼痛。剂量为每次餐前皮下注射 100~200μg，症状减轻后减少用药频次，之后可改为口服胰酶制剂。

(2) 镇痛药：开始可以使用对乙酰氨基酚和非甾体抗炎药进行镇痛治疗，若使用上述药物疼痛不能缓解或加重，或有并发症等时，可以使用麻醉性镇痛药。由于吗啡能使肝胰壶腹部括约肌痉挛，应避免使用。

三、常见处方审核案例详解

案例 4

【处方描述】

性别：男　年龄：48 岁

临床诊断：慢性胰腺炎。

处方内容：

胰酶肠溶胶囊	900mg	t.i.d.	p.o.
阿卡波糖片	50mg	t.i.d.	p.o.

【处方问题】联合用药不适宜。

【机制分析】由于胰酶为糖类裂解剂，与阿卡波糖联用可能加速其降解，降低其降糖效果。故本处方属于联合用药不适宜。

【干预建议】建议将阿卡波糖片换成其他类型的降血糖药，如二甲双胍等。若不更换其他药物，此 2 种药物应避免同一时间段服用，错开用药时间。

案例 5

【处方描述】

性别：女　年龄：72 岁

临床诊断：慢性胰腺炎；冠心病；不稳定型心绞痛；冠状动脉支架植入术后。

处方内容：

双氯酚酸钠缓释片　75mg　q.d.　p.o.

【处方问题】遴选药品不适宜。

【机制分析】非甾体抗炎药主要通过抑制 COX 起作用，促进血小板聚集，还可引起水钠潴留，加重心力衰竭，增加心血管意外风险，对于冠状动脉支架植入术后接受抗栓治疗的患者，服用 NSAID 可增加出血和血栓事件风险。故本处方属于遴选药品不适宜。

【干预建议】建议改用其他种类的镇痛药，如哌替啶、曲马多等。

第三节　小　　结

胰腺炎根据疾病进展程度分为急性胰腺炎及慢性胰腺炎，指多种病因导致胰腺胰蛋白酶自身消化作用而诱发的疾病。急性胰腺炎的病因中胆石症、酒精、高脂血症为主要病因，而 10%~25% 的病例病因仍不清楚。基于临床诊断的基础，急性胰腺炎的药物治疗手段分别包括使用 H_2 受体拮抗剂或质子泵抑制剂抑制胃酸分泌，使用生长抑素及其类似物，使用抑肽酶、加贝酯或乌司他丁抑制胰酶活性、减少胰酶生成，镇痛，抗感染等，当出现重要脏器的严重并发症时考虑短期使用糖皮质激素。而慢性胰腺炎属于胰腺不可逆性改变的慢性炎症性疾病，病因复杂，具有难治愈性，需终身随诊治疗。治疗过程中使用药物进行控制症状，改善胰腺功能，提高生活质量，需明确发生的病因，去除病因和纠正存在的胰管梗阻因素，保护胰腺内外分泌功能，对症治疗，积极预防及治疗并发症，最终达到改善生活质量的作用。药物治疗手段包括胰腺内外功能不全的替代治疗、镇痛治疗等。由于慢性胰腺炎是一种进行性疾病，应定期随访，通过实验室检查、影像学检查等方式评估胰腺内外分泌功能、营养状态、生活质量，进一步调整药物治疗方案。药师在进行胰腺炎药物处方审核时，需注意以下几个方面：

1. 关注有基础疾病人群的用药安全。有基础疾病的患者除考虑年龄相应的生理或者病理对治疗胰腺炎药物的药效学和药动学的影响外，还需要考虑药物相互作用的影响。如糖尿病患者使用胰酶类药物进行胰腺功能替代治疗时，由于胰酶是糖类裂解剂，应尽量避免与阿卡波糖联用，以免降低降糖效果；冠状动脉粥样硬化心脏病患者使用艾司奥美拉唑可影响氯吡格雷的代谢，导致氯吡格雷活性代谢产物的暴露量下降，降低其抑制血小板聚集的作用。

2. 注意药物间相互作用。如多潘立酮能减少雷尼替丁在胃内滞留的时间从而降低其生物利用度。

3. 审核镇痛药的使用是否正确。急性胰腺炎患者伴明显的疼痛，可使用药物镇痛，但由于吗啡的不良反应多，可导致恶心、呕吐、便秘等，且吗啡可使肝胰壶腹部括约肌痉挛，故急性胰腺炎镇痛避免选择吗啡。

4. 注意药物联用的合理性，是否存在重复用药或者作用机制是否相同或相似。一般情况下，不推荐药理作用相同或者相似的 2 种药物联用。

（高 旻 黎小妍）

参考文献

[1] BANKS P A, BOLLEN T L, DERVENIS C, et al. Classification of acute pancreatitis-2012: revision of the Atlanta classification and definitions by international consensus [J]. Gut, 2013, 62 (1): 102-111.

[2] Working Group IAP/APA Acute Pancreatitis Guidelines. IAP/APA evidence-based guidelines for the management of acute pancreatitis [J]. Pancreatology, 2013, 13 (4 Suppl 2): e1-e15.

[3] PEZZILLI R, ZERBI A, DI CARLO V, et al. Practical guidelines for acute pancreatitis [J]. Pancreatology, 2010, 10 (5): 523-535.

[4] KIRKPATRICK A W, ROBERTS D J, DE WAELE J, et al. Intra-abdominal hypertension and the abdominal compartment syndrome: updated consensus definitions and clinical practice guidelines from the World Society of the Abdominal Compartment Syndrome [J]. Intensive care medicine, 2013, 39 (7): 1190-1206.

[5] VAN SANTVOORT H C, BAKKER O J, BOLLEN T L, et al. A conservative and minimally invasive approach to necrotizing pancreatitis improves outcome [J]. Gastroenterology, 2011, 141 (4): 1254-1263.

[6] DUFOUR M C, ADAMSON M D. The epidemiology of alcohol-induced pancreatitis [J]. Pancreas, 2003, 27 (4): 286-290.

[7] SHIMOSEGAWA T, KATAOKA K, KAMISAWA T, et al. The revised Japanese clinical diagnostic criteria for chronic pancreatitis [J]. Journal of gastroenterology, 2010, 45 (6): 584-591.
[8] CAHEN D L, GOUMA D J, NIO Y, et al. Endoscopic versus surgical drainage of the pancreatic duct in chronic pancreatitis [J]. The New England journal of medicine, 2007, 356 (7): 676-684.
[9] YIN Z, SUN J, YIN D, et al. Surgical treatment strategies in chronic pancreatitis: a meta-analysis [J]. Archives of surgery, 2012, 147 (10): 961-968.
[10] BACHMANN K, TOMKOETTER L, KUTUP A, et al. Is the Whipple procedure harmful for long-term outcome in treatment of chronic pancreatitis?15-years follow-up comparing the outcome after pylorus-preserving pancreatoduodenectomy and Frey procedure in chronic pancreatitis [J]. Annals of surgery, 2013, 258 (5): 815-821.
[11] WANG C Y, LIU T, WU H S, et al. Duodenum-preserving total pancreatic head resection without segment resection of the duodenum for chronic pancreatitis [J]. Langenbeck's archives of surgery, 2009, 394 (3): 563-568.
[12] 中华医学会消化病学分会 , 胰腺疾病学组中华胰腺病杂志编辑委员会 , 中华消化杂志编辑委员会 , 等 . 中国急性胰腺炎诊治指南 (2013 年 , 上海)[J]. 胃肠病学 , 2013, 18 (7): 428-433.
[13] YOKOE M, TAKADA T, MAYUMI T, et al. Japanese guidelines for the management of acute pancreatitis: Japanese guidelines 2015 [J]. Journal of hepato-biliary-pancreatic sciences, 2015, 22 (6): 405-432.
[14] 中国医师协会胰腺病专业委员会慢性胰腺炎专委会 . 慢性胰腺炎诊治指南 (2018, 广州)[J]. 临床肝胆病杂志 , 2019, 35 (1): 45-51.
[15] ITO T, ISHIGURO H, OHARA H, et al. Evidence-based clinical practice guidelines for chronic pancreatitis 2015 [J]. Journal of gastroenterology, 2016, 51 (2): 85-92.

第七章
炎症性肠病处方审核案例详解

炎症性肠病（inflammatory bowel disease，IBD）是一组不明原因的慢性肠道炎症性疾病，包括溃疡性结肠炎（ulcerative colitis，UC）和克罗恩病（Crohn's disease，CD）。此外，特殊人群IBD包括老年IBD、儿童IBD、妊娠期IBD等。药师需掌握各种类型IBD的首选治疗方案及应用时机；氨基水杨酸制剂的作用机制、选择、用法用量、不良反应；激素类药物的用法用量、停药方法和不良反应；免疫抑制剂的使用方法及挽救治疗方案；单克隆抗体类药物治疗的时机、用法用量、不良反应；各时期IBD的用药特点。

药师在处方审核过程中需尤其注意肠道病变部位不同的IBD患者如何选用不同剂型的氨基水杨酸制剂；巯嘌呤类药物与一些高尿酸血症治疗药物的相互作用；巯嘌呤类药物剂量的选择需结合患者的基因检测结果及药物不良反应发生情况；单克隆抗体的剂量需根据患者的血液药物浓度与抗体浓度来选择；不同类型IBD患者治疗药物的选用，尤其是妊娠期和哺乳期患者。

第一节　炎症性肠病概述

一、定义

炎症性肠病（inflammatory bowel disease，IBD）包括溃疡性结肠炎（ulcerative colitis，UC）和克罗恩病（Crohn's disease，CD）。UC是一种原因不明的直肠和结肠弥散性炎症性疾病，95%的病例累及直肠并以对称、环周及连续性方式向近端延伸，累及部分或全结肠，病变主要限于黏膜及黏膜下层，临床表现为腹泻、黏液脓血便、排便紧迫感及里急后重，病情轻重不等，多呈发作与缓解交替的慢性病程。CD病变可累及胃肠道各部位，以末段回肠及邻近结肠为主，从口腔至肛门的各段消化道均可受累，多呈节段性、非对称性分布，临床上以腹痛、腹泻、体重下降、腹部包块、瘘管形成和肠梗阻为特点，可伴有发热等全身表现及关节、皮肤、眼和口腔黏膜等肠外表现。

二、流行病学

IBD 在西方国家较常见，北美洲和欧洲的发病率 UC 为(10~20)/10 万及 CD 为(5~10)/10 万。目前我国的发病率也逐年上升，2013 年 UC 和 CD 的发病率分别为 11.6/10 万和 1.4/10 万。根据我国 IBD 协作组的调查结果，我国的 IBD 发病率男性高于女性，青春后期或成年初期是 IBD 的主要发病年龄段。

三、发病机制及病因学

IBD 的发病机制复杂，是多种因素相互作用的结果，主要包括遗传、感染、免疫、环境等，其中黏膜免疫异常在持续肠道炎症发病中起重要作用。

四、严重程度分级

UC 病情分为活动期和缓解期，活动期 UC 按严重程度分为轻、中和重度。改良 Truelove-Witts 疾病严重程度分型标准易于掌握，临床上非常实用。改良 Mayo 评分更多地用于临床研究的疗效评估，具体见表 7-1。

表 7-1 评估溃疡性结肠炎活动性的改良 Mayo 评分系统

项目	0 分	1 分	2 分	3 分
排便次数[a]	正常	比正常增加 1~2 次 /d	比正常增加 3~4 次 /d	比正常增加 5 次 /d 或 5 次 /d 以上
便血[b]	未见出血	少于半数时间内出现便中混血	大部分时间内便中混血	一直存在出血
内镜发现	正常或无活动性病变	轻度病变(红斑、血管纹理减少、轻度易脆)	中度病变(明显红斑、血管纹理缺乏、易脆、糜烂)	重度病变(自发性出血、溃疡形成)
医师总体评价[c]	正常	轻度病情	中度病情	重度病情

注：[a] 每位受试者作为自身对照，从而评价排便次数的异常程度；[b] 每日出血评分代表 1 天中最严重的出血情况；[c] 医师总体评价包括 3 项标准，即受试者对于腹部不适的回顾、总体幸福感和其他表现，如体格检查发现和受试者的表现状态。评分 ≤ 2 分且无单个分项评分 >1 分为临床缓解；3~5 分为轻度活动；6~10 分为中度活动；11~12 分为重度活动；有效定义为评分相对于基线值的降幅 ≥ 30% 以及 ≥ 3 分，而且便血的分项评分降幅 ≥ 1 分或该分项评分为 0 或 1 分。

CD 病情亦分为活动期和缓解期，活动期 CD 按严重程度分为轻、中和重度。临床上用克罗恩病活动指数(Crohn's disease activity index，CDAI)评估疾病活动严重程度并进行疗效评价。Harvey 和 Bradshaw 的简化 CDAI 计算法较为简便;Best 等的 CDAI 计算法被广泛应用于临床和科研,具体见表 7-2。

表 7-2 Best 克罗恩病活动指数计算法

变量	权重
稀便次数(1 周)	2
腹痛程度(1 周总评,0~3 分)	5
一般情况(1 周总评,0~4 分)	7
肠外表现与并发症(1 项 1 分)	20
阿片类止泻药(0、1 分)	30
腹部包块(可疑 2 分,肯定 5 分)	10
血细胞比容降低值(正常[a]:男 0.40,女 0.37)	6
100 × (1− 体质量 / 标准体质量)	1

注:[a] 血细胞比容正常值按国人标准;总分为各项分值之和;克罗恩病活动指数 <150 分为缓解期,≥ 150 分为活动期,其中 150~220 分为轻度、221~450 分为中度、>450 分为重度。

第二节 炎症性肠病治疗管理

一、治疗原则

1. 确定 UC 或 CD 的诊断。

2. 掌握好分级、分期、分段治疗的原则。如诊断标准所示,分级指按照疾病的严重程度采用不同的药物和治疗方法;分期指疾病分为活动期和缓解期,活动期以控制炎症及缓解症状为主要目标,缓解期应继续维持缓解以预防复发;分段治疗指确定病变范围以选择不同的给药方法,远段结肠炎可采用局部治疗,广泛性结肠炎或有肠外症状者以系统性治疗为主。远段结肠炎局部治疗更重要,疗效优于口服用药。

3. 综合考虑疾病活动程度、病变范围(直肠、左半结肠、全结肠)和疾病类型(复发频率、病程、对既往治疗的反应、药物不良反应、肠外表现)情况确定治疗药物、方法及疗程,尽早控制发作,防止复发。

4. 注意疾病并发症,以便估计预后、确定治疗重点及选择内、外科治疗方法。注意药物治疗过程中的不良反应,随时调整治疗方案。

5. 判断全身情况,以便评估预后及生活质量。

6. 遵循综合性、个体化处理的原则,包括营养、支持、心理及对症处理。

二、治疗目标

诱导并维持临床缓解以及黏膜愈合,防治并发症,改善患者的生命质量,加强对患者的长期管理。

三、治疗药物的作用机制

1. 氨基水杨酸制剂 是治疗轻度UC的主要药物,包括传统的柳氮磺吡啶(sulfasalazine,SASP)和其他不同类型的5-氨基水杨酸(5-aminosalicylic acid,5-ASA)制剂。5-ASA在结肠内发挥局部黏膜抗炎作用,作用机制可能是通过影响花生四烯酸代谢产物的1个或多个步骤,抑制前列腺素合成或清除自由基而减轻炎症反应,抑制免疫细胞的免疫反应及抑制激活的T淋巴细胞凋亡等综合作用。

2. 糖皮质激素 在IBD的治疗中,糖皮质激素通过降低毛细血管通透性,稳定细胞及溶酶体膜,调节免疫功能,阻止细胞磷脂中的花生四烯酸转化为游离的花生四烯酸,减少前列腺素、白三烯和血栓素等炎症因子释放,抑制IBD的炎症反应,缓解临床症状。

3. 硫嘌呤类药物 包括硫唑嘌呤(azathioprine,AZA)和巯嘌呤(6-mercaptopurine,6-MP)。作用机制可能是通过抑制过强的T淋巴细胞和B淋巴细胞的免疫反应,从而发挥抗炎作用。

4. 甲氨蝶呤(methotrexate,MTX) MTX抑制二氢叶酸还原酶,导致DNA合成受损,其抗炎特性可能与其减少IL-1生成有关。

5. 环孢素(ciclosporin,CsA) CsA是一种亲脂性多肽,为属于钙调磷酸酶抑制剂,对于细胞免疫和体液免疫系统都有抑制作用。CsA可阻止T淋巴细胞生成IL-2;CsA与亲环蛋白结合,这一复合物抑制神经钙蛋白,后者是一种细胞质磷酸酶,参与T细胞活化;CsA还可通过阻止辅助性T细胞间接抑制B细胞的功能。

6. 他克莫司 是一种大环内酯类抗生素,同属于钙调磷酸酶抑制剂,作用机制与环孢素类似。

7. 沙利度胺 通过不同的机制阻断TNF-α表达。

8. 新型生物制剂

(1)抗肿瘤坏死因子(tumor necrosis factor,TNF)-α制剂:TNF-α作为一种炎症细胞因子,在IBD免疫反应所导致的炎症损伤中起十分关键的介导作用。抗TNF-α单抗可以抑制体内TNF-α的释放,通过中和循环中的TNF-α、结合细胞表面的TNF-α引起细胞凋亡来拮抗TNF-α的生物学活性,从而达到治疗

IBD 的效果。抗 TNF-α 单抗包括英夫利西单抗（infliximab，IFX）和阿达木单抗（adalimumab，ADA）等。

（2）整合素抑制剂：维多珠单抗（vedolizumab，VDZ）是一种作用靶点位于整合素 α4β7 并阻止白细胞运输到肠壁的生物制剂。

四、治疗药物的作用特点

1. 氨基水杨酸制剂　适用于轻至中度 UC 的诱导缓解及维持治疗；灌肠剂适合于轻至中度结肠远端 UC 患者，尤其适用于病变部位距离肛门 60cm 以内者；栓剂适用于病变在直肠者。常用的氨基水杨酸制剂见表 7-3。

表 7-3　常用的氨基水杨酸制剂

制剂		剂量	配方	作用部位	治疗方案	
					治疗剂量	维持剂量
口服制剂						
5-ASA 前体药物	SASP	250/500mg	磺胺吡啶载体	结肠	4~6g/d，分服	2~4g/d，分服
	奥沙拉秦	250mg	5-ASA 二聚体	结肠	2~4g/d	1.5~3g/d，分服
	巴柳氮	750mg	氨苯基丙氨酸	结肠	2~6g/d，分服	2~6g/d，分服
美沙拉秦制剂	莎尔福（Salfalk）	500mg	Eudragit-L（pH>6）	中远段回肠、结肠	2~4g/d	1.5~3g/d
	艾迪莎（Etiasa）	500mg	Eudragit-S/L（pH>6）	中远段回肠、结肠	2~4g/d	1.5~3g/d
	颇得斯安（Pentasa）	250/500mg	乙基纤维素微颗粒	回肠、结肠	2~4g/d	1.5~3g/d
局部灌肠或直肠栓剂						
美沙拉秦制剂	美沙拉秦灌肠液	1~4g	60/100ml	左侧结肠	睡前 1~4g	睡前 1g
	美沙拉秦栓剂	500/1 000mg		直肠	500/1 000mg，1~2 次 /d	睡前 500~1 000mg

2. 糖皮质激素 泼尼松 0.75~1mg/(kg·d)(其他类型全身作用激素的剂量按相当于上述泼尼松的剂量折算),再增加剂量不会提高疗效,反而会增加不良反应。达到症状完全缓解后开始逐步减量,每周减 5mg,减至 20mg/d 时每周减 2.5mg 至停用,快速减量会导致早期复发。注意药物相关不良反应并进行相应处理,宜同时补充钙剂和维生素 D。布地奈德为口服 3mg/ 次,3 次 /d,一般在 8~12 周临床缓解后改为 3mg/ 次,2 次 /d。延长疗程可提高疗效,但超过 6~9 个月则再无维持作用。该药为局部作用激素,全身不良反应显著少于全身作用激素。

3. 硫嘌呤类药物 适用于激素无效或依赖者。欧美推荐 AZA 的目标剂量为 1.5~2.5mg/(kg·d),我国相关文献数据显示低剂量的 AZA [(1.23 ± 0.34) mg/(kg·d)]对难治性 UC 患者有较好的疗效和安全性,但有待更多的临床证据支持。另外对激素依赖的 UC 患者,低剂量的 AZA [1.3mg/(kg·d)]可有效维持疾病缓解。

AZA 存在量效关系,剂量不足会影响疗效,增加剂量会增加药物不良反应风险,最常见的不良反应是骨髓抑制和肝功能异常。有条件的单位建议行 AZA/6-MP 的活性代谢物 6- 巯基嘌呤核苷酸(6-thioguanine nucleotide,6-TGN)药物浓度测定以指导调整剂量。硫唑嘌呤治疗过程中应根据疗效、外周血白细胞计数和 6-TGN 进行剂量调整。目前临床上比较常用的剂量调整方案是一开始即给予目标剂量,用药过程中进行剂量调整。另有逐步增量方案,即从低剂量开始,每 4 周逐步增量,直至有效或外周血白细胞计数降至临界值或达到推荐的目标剂量。该方案判断药物疗效需时较长,但可能减少剂量依赖性不良反应。

欧美共识意见推荐 6-MP 的目标剂量为 0.75~1.50mg/(kg·d),使用方法和注意事项与 AZA 相同。

4. 甲氨蝶呤(methotrexate,MTX) 国外推荐诱导缓解期的 MTX 剂量为 25mg/w,肌内注射或皮下注射;12 周达到临床缓解后可改为 15mg/w,肌内注射或皮下注射,亦可改口服,但疗效可能降低。疗程可持续 1 年,更长疗程的疗效和安全性目前尚无共识。我国人群的剂量和疗程尚无共识。注意监测药物不良反应,早期胃肠道反应常见,叶酸可减轻胃肠道反应,应常规同时使用。最初 4 周内每周、之后每月定期检查全血细胞和肝功能,用药期间和停药后数月内应避免妊娠。

5. 环孢素(cyclosporine,CsA) 静脉滴注剂量为 2~4mg/(kg·d),该药起效快,短期有效率可达 60%~80%,研究显示 2 和 3mg/(kg·d)剂量下的临床疗效相似。使用该药期间需定期监测血药浓度,严密监测不良反应。有效者待症状缓解后改为继续口服使用一段时间(不超过 6 个月),逐渐过渡到硫嘌呤类药物维持治疗。研究显示，以往服用过硫嘌呤类药物者应用 CsA 的短期和长期疗效显著差于未使用过硫嘌呤类药物者。

6. 他克莫司 本药的效力为环孢素的 100 倍，且吸收不依赖于胆汁或黏膜的完整性，这些药理学特性使得他克莫司在近端小肠有 CD 病变时仍具有很好的口服吸收。它对儿童难治性 IBD 和广泛性小肠受累的成人 CD 有效，对糖皮质激素依赖或抵抗的成人 UC 和 CD 以及难治性 CD 瘘管也有效。他克莫司需要监测浓度，目标值为 10~15mg/L，副作用包括头痛、血肌酐升高、失眠、感觉异常、震颤等。

7. 沙利度胺 对儿童及成人难治性 CD 有效，可用于无条件使用抗 TNF-α 单抗者。其起始剂量建议为 75mg/d 或 75mg/d 以上，值得注意的是该药的治疗效果及不良反应与剂量相关。

8. 新型生物制剂

(1) IFX：使用方法为 5mg/kg，静脉滴注，在第 0、2 和 6 周给予作为诱导缓解；随后每隔 8 周给予相同剂量行长程维持治疗。使用 IFX 前接受激素治疗时应继续原来的治疗，在取得临床完全缓解后将激素逐步减量直至停用。对原先使用免疫抑制剂无效者，没有必要继续合用免疫抑制剂；但对 IFX 治疗前未接受过免疫抑制剂治疗者，IFX 与硫唑嘌呤合用可提高撤离激素缓解率和黏膜愈合率。

(2) ADA：初始剂量为首日皮下注射 160mg（首日皮下注射 4 次 40mg ADA 或连续 2 天每天皮下注射 2 次 40mg ADA），接着 2 周以后 80mg（第 15 天），2 周以后（第 29 天）开始维持剂量每隔 1 周皮下注射 40mg ADA。

ADA 是完全重组的人源性 IgG1 型 TNF-α 单克隆抗体，相较人鼠嵌合型 IFX，其不良反应较少。无论短期或长期应用，抗 TNF-α 单抗都可能会引起一些不良反应，但总体来说患者的耐受性良好。长期使用抗 TNF-α 单抗时最受关注的安全性问题是机会性感染及恶性肿瘤的发生。

使用抗 TNF-α 单抗维持治疗期间复发者应查找原因，包括药物谷浓度及抗药抗体浓度检测。如为浓度不足，可增加剂量或缩短给药间隔时间；如为抗体产生而未合用免疫抑制剂者，可加用免疫抑制剂，也可换用其他治疗方案。根据 TDM 结果调整抗肿瘤坏死因子 -α 制剂治疗策略的流程图见图 7-1。

(3) VDZ：VDZ 在达到临床及内镜缓解的疗效方面优于 ADA；而安全性方面两者无明显差异，都具有良好的安全性及耐受性。VDZ 能够诱导 CD 和 UC 患者内镜缓解，虽然未使用抗 TNF-α 药物的 IBD 患者可获得更好的疗效，但对于已使用过抗 TNF-α 药物的患者仍部分有效。VDZ 没有全身免疫抑制作用，故严重感染的发生率较低。

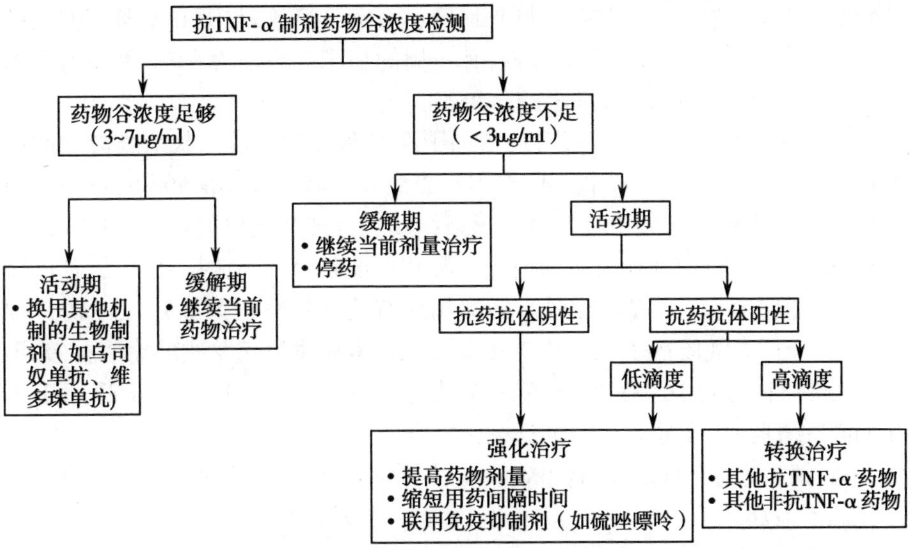

图 7-1　根据 TDM 结果调整抗肿瘤坏死因子 -α 制剂治疗策略的流程图

五、溃疡性结肠炎的药物治疗

(一) 活动期的治疗

1. 轻度 UC

(1) 氨基水杨酸制剂：是治疗轻度 UC 的主要药物。SASP 的疗效与其他 5-ASA 制剂相似，但不良反应远较 5-ASA 制剂多见。每天 1 次顿服美沙拉秦与分次服用等效。

(2) 激素：对氨基水杨酸制剂治疗无效者，特别是病变较广泛者可改用口服全身作用激素(用法详见中度 UC)。

2. 中度 UC

(1) 氨基水杨酸制剂：仍是主要药物，用法同前。

(2) 激素：足量氨基水杨酸制剂治疗后(一般 2~4 周)症状控制不佳者，尤其是病变较广泛者应及时改用激素。按泼尼松 0.75~1mg/(kg·d)(其他类型全身作用激素的剂量按相当于上述泼尼松的剂量折算)给药，达到症状缓解后开始逐渐缓慢减量至停药，快速减量会导致早期复发。

(3) 硫嘌呤类药物：适用于激素无效或依赖者。氨基水杨酸制剂与硫嘌呤类药物合用时会增加硫嘌呤类药物的骨髓抑制毒性，应特别注意。

(4) 沙利度胺：适用于难治性 UC 的治疗，但由于均为小样本临床研究，故不作为首选治疗药物。具体剂量和用药参见 CD 治疗部分。

(5) IFX：当激素和上述免疫抑制剂治疗无效或激素依赖或不能耐受上述

药物治疗时，可考虑 IFX 治疗。国外研究已肯定其疗效，我国 IFX Ⅲ期临床试验也肯定其对中至重度 UC 的疗效，其 8 周的临床应答率为 64%、黏膜愈合率为 34%。关于 IFX 的使用详见 CD 治疗部分。

关于远段结肠炎的治疗，对病变局限在直肠或直肠及乙状结肠者强调局部用药(病变局限在直肠用栓剂，局限在直肠及乙状结肠用灌肠剂)，口服与局部用药联合应用的疗效更佳。轻度远段结肠炎可视情况单独局部用药或口服和局部联合用药；中度远段结肠炎应口服和局部联合用药；对病变广泛者口服和局部联合用药亦可提高疗效。局部用药有美沙拉秦栓剂 0.5~1.0g/ 次，1~2 次 /d；美沙拉秦灌肠剂 1~2g/ 次，1~2 次 /d。激素如泼尼松龙琥珀酸钠盐(禁用酒石酸制剂)每晚 100~200mg；布地奈德泡沫剂 2mg/ 次，1~2 次 /d，适用于病变局限在直肠者，布地奈德的全身不良反应少。

难治性直肠炎(refractory proctitis)必要时可考虑全身激素、免疫抑制剂、生物制剂治疗。

3. 重度 UC

(1) 一般治疗：补液、补充电解质，防治水、电解质、酸碱平衡紊乱。合并难辨梭状芽孢杆菌(*C.diff*)或 CMV 感染者进行相应处理。注意忌用止泻药、抗胆碱药、阿片制剂、NSAID 等，以避免诱发结肠扩张。对中毒症状明显者可考虑静脉使用广谱抗菌药。

(2) 静脉用糖皮质激素：为首选治疗。甲泼尼龙 40~60mg/d 或泼尼松龙 300~400mg/d，剂量加大不会增加疗效，但剂量不足会降低疗效。

(3) 需要转换治疗的判断与转换治疗方案的选择：在静脉使用足量激素治疗 3 天仍然无效时应转换治疗方案。转换治疗方案有两大选择，一是转换药物治疗，如转换药物治疗 4~7 天无效者应及时转手术治疗；二是立即手术治疗。转换药物治疗可选的药物有环孢素、他克莫司和 IFX；中度活动期 UC 患者可考虑预防应用低分子量肝素降低血栓形成风险；合并 *C.diff* 感染和 CMV 结肠炎者应给予积极的药物治疗，治疗 *C.diff* 感染的药物有甲硝唑和万古霉素等，治疗 CMV 结肠炎的药物有更昔洛韦和膦甲酸钠等。

(二) 缓解期的维持治疗

UC 维持治疗的目标是维持临床和内镜的无激素缓解。

1. 维持治疗的药物　激素不能作为维持治疗药物。维持治疗药物的选择视诱导缓解时的用药情况而定。

(1) 氨基水杨酸制剂：由氨基水杨酸制剂或激素诱导缓解后以氨基水杨酸制剂维持，用原诱导缓解剂量的全量或半量。如用 SASP 维持，剂量一般为 2~3g/d，并应补充叶酸。远段结肠炎以美沙拉秦局部用药为主(直肠炎用栓剂，每晚 1 次；直肠乙状结肠炎用灌肠剂，隔天至数天 1 次)，联合口服氨基水杨酸制剂的效果更好。

(2)硫嘌呤类药物：用于激素依赖者、氨基水杨酸制剂无效或不耐受者、环孢素或他克莫司有效者，剂量与诱导缓解时相同。

(3)IFX：以 IFX 诱导缓解后继续 IFX 维持，用法参考 CD 治疗。

(4)其他：肠道益生菌和中药治疗的维持缓解作用尚待进一步研究。

2. 维持治疗的疗程 氨基水杨酸制剂维持治疗的疗程为 3~5 年或长期维持。对硫嘌呤类药物和 IFX 维持治疗的疗程视患者的具体情况而定。

六、克罗恩病的药物治疗

(一) 活动期的治疗

根据疾病活动严重程度以及对治疗的反应选择治疗方案。

1. 轻度活动期 CD 原则是控制或减轻症状，尽量减少治疗药物对患者造成的损伤。氨基水杨酸制剂适用于结肠型、回肠型和回结肠型 CD，应用美沙拉秦并需及时评估疗效。病变局限在回肠末端、回盲部或升结肠者，布地奈德的疗效优于美沙拉秦。对上述治疗无效的轻度活动期 CD 患者视为中度活动期 CD，按中度活动期 CD 处理。

2. 中度活动期 CD 激素是最常用的治疗药物。对病变局限于回盲部者，为减少全身作用激素的相关不良反应，可考虑应用布地奈德，但该药对中度活动期 CD 的疗效不如全身作用激素。激素无效或激素依赖时加用硫嘌呤类药物或 MTX。研究证明，这类免疫抑制剂对诱导活动期 CD 的缓解与激素有协同作用，但起效慢(AZA 用药 12~16 周后才达到最大疗效)，因此，其作用主要是在激素诱导症状缓解后继续维持撤离激素缓解率。

(1)AZA 和 6-MP：同为硫嘌呤类药物，两药的疗效相似。使用 AZA 出现不良反应的患者换用 6-MP，部分患者可以耐受。硫嘌呤类药物治疗无效或不能耐受者可考虑换用 MTX。

(2)生物制剂：抗 TNF-α 单克隆抗体用于激素和上述免疫抑制剂治疗无效或激素依赖者或不能耐受上述药物治疗者，IFX 仍然是我国目前唯一批准用于 CD 治疗的生物制剂。

(3)沙利度胺：沙利度胺对儿童及成人难治性 CD 有效，可用于无条件使用抗 TNF-α 单克隆抗体者。其起始剂量建议 75mg/d 或 75mg/d 以上，值得注意的是该药的治疗效果及不良反应与剂量相关。

(4)其他：氨基水杨酸制剂对中度活动期 CD 的疗效不明确。环丙沙星和甲硝唑仅用于有合并感染者。其他免疫抑制剂、益生菌尚待进一步研究。对于有结肠远端病变者，必要时可考虑美沙拉秦局部治疗。

3. 重度活动期 CD 全身作用激素口服或静脉给药，剂量相当于泼尼松

0.75~1mg/(kg·d)。对于抗 TNF-α 单克隆抗体,视情况可在激素无效时应用,亦可一开始就应用。激素或传统治疗无效者可考虑手术治疗。综合治疗包括合并感染者予广谱抗菌药或环丙沙星、甲硝唑;视病情予输液、输血和输白蛋白;视营养状况和进食情况予肠外或肠内营养支持。

(二)药物诱导缓解后的维持治疗

激素不应用于维持缓解,用于维持缓解的主要药物有氨基水杨酸制剂、硫嘌呤类药物、甲氨蝶呤、抗 TNF-α 单抗。

七、常见处方审核案例详解

案例 1

【处方描述】

性别:男　年龄:39 岁

临床诊断:炎症性肠病合并高尿酸血症。

处方内容:

硫唑嘌呤片	100mg	q.d.	p.o.
别嘌醇片	40mg	q.d.	p.o.

【处方问题】用法、用量不适宜。

【机制分析】硫唑嘌呤在红细胞内谷胱甘肽 *S-* 转移酶的作用下代谢为巯嘌呤(6-MP),随后进入 3 条互相竞争的代谢途径,其中一条代谢途径为 6-MP 在黄嘌呤氧化酶(XO)的作用下生成硫尿酸,由肾脏排出体外;而别嘌醇属于 XO 抑制剂,可抑制硫唑嘌呤代谢,导致其血药浓度升高、毒性增加。故本处方属于用法、用量不适宜。

【干预建议】别嘌醇与巯嘌呤类药物合用时,剂量减至常用剂量的 1/4~1/3。

案例 2

【处方描述】

性别:男　年龄:45 岁

临床诊断:炎症性肠病合并高尿酸血症。

处方内容:

硫唑嘌呤片	100mg	q.d.	p.o.
非布司他片	40mg	q.d.	p.o.

【处方问题】联合用药不适宜。

【机制分析】硫唑嘌呤在红细胞内谷胱甘肽 *S*- 转移酶的作用下代谢为巯嘌呤(6-MP),随后进入 3 条互相竞争的代谢途径,其中一条代谢途径为 6-MP 在黄嘌呤氧化酶(XO)的作用下生成硫尿酸,由肾脏排出体外;而非布司他属于 XO 抑制剂,可抑制硫唑嘌呤代谢,导致其血药浓度升高、毒性增加。故本处方属于联合用药不适宜。

【干预建议】非布司他禁止与巯嘌呤类药物合用,可视情况予以苯溴马隆替代治疗。

第三节　特殊人群炎症性肠病的药物治疗

一、老年人

1. 临床特点　随着人口老龄化,老年 IBD 的发病率逐渐上升,10%~15% 的 IBD 患者诊断时年龄 >60 岁,老年 IBD 的发病率为(4~8)/10 万人年。老年 IBD 在很多方面不同于青年患者,包括病变类型、病变部位、临床表现及自然病程变化等。老年患者年龄相关的免疫功能及肠道菌群变化使感染的发生率增加;既往有肿瘤病史的老年患者选择免疫抑制剂时需考虑肿瘤的风险;老年人的合并症较多,通常服用多种药物,需要考虑药物之间的相关作用及药物副作用;生理功能和体力下降也会影响治疗方案的选择,如肛门括约肌功能失调、身体协调能力下降使美沙拉秦和激素灌肠治疗受到限制。因此,老年 IBD 的治疗为临床上的难点。

2. 治疗目标　诱导并维持临床缓解以及黏膜愈合,防治并发症,改善患者的生命质量,加强对患者的长期管理。

3. 用药原则　药物选择遵循安全、有效、不良反应少的原则。

4. 药物推荐　现有的证据显示 5-ASA、糖皮质激素和硫嘌呤类药物对老年 IBD 的疗效与普通成人 IBD 相似。不少研究显示抗 TNF-α 制剂对老年 IBD 的疗效较差。

(1) 5-ASA:是老年 IBD 最常用的药物,相对安全,但对有严重肾衰竭或心力衰竭的患者使用时要密切监测肾功能。部分老年 IBD 患者对美沙拉秦局部治疗的耐受性较差。

(2) 糖皮质激素:老年 IBD 患者长期使用糖皮质激素所引起的严重不良反应显著高于普通成人 IBD,主要不良反应包括严重感染、骨质疏松性骨折、骨坏死、精神症状等,原有高血糖和高血压者的病情可能加重至难于控制。使用糖皮质激素是老年 CD 死亡的独立危险因素。

(3)硫嘌呤类:该类药物的安全性在老年 IBD 与普通成人 IBD 相差不大,但有不少报道提示尽管发生率不高,但是其在老年 IBD 发生感染、淋巴组织增生性疾病和皮肤癌的风险高于普通成人 IBD。

(4)抗 TNF 制剂:老年 IBD 患者使用抗 TNF 制剂引起严重感染的风险显著高于普通成人 IBD。

(5)甲氨蝶呤、环孢素:目前尚缺乏老年 IBD 使用的安全性资料,需密切监测药物之间的相互作用和药物不良反应。

二、儿童

1. 临床特点 儿童/青少年 IBD 患者因肠道慢性炎症反应导致其存在不同程度的营养不良与发育障碍。从实验室指标来看,儿童/青少年 IBD 患者易存在严重的微量元素丢失,如叶酸、锌、镁、钙、维生素 A、维生素 B_{12} 以及维生素 D 等缺乏,继而引发生长发育迟缓、多个器官功能受损。其中,铁元素缺乏尤其明显,缺铁性贫血在儿童/青少年 IBD 患者中尤为常见。有文献报道,72% 的新确诊的儿童/青少年 IBD 患者存在贫血。儿童/青少年 IBD 患者普遍身材矮小、体质瘦弱,身高及体重指数(BMI)显著低于正常的同龄人。营养不良和生长受限为儿童/青少年 IBD 患者最常见的肠外表现。

此外,初发的儿童/青少年 IBD 患者的疾病表现比成年人更严重,疾病累及的肠段更广泛,这提示遗传因素可能在儿童/青少年 IBD 的发展中扮演更重要的角色,药物治疗诱导临床缓解更困难。同时,由于病程长和疾病进展性活动,患者需要反复频繁地接受影像学检查,在一定程度上会增加良性疾病恶变的可能性。

2. 治疗目标 缓解症状、改善生活质量、恢复正常的生长发育和消除并发症。

3. 用药原则 年轻 IBD 患者疾病相对严重、病程长的特点要求其治疗方案要有效、可持续,并且不良反应小。

4. 药物推荐

(1)全肠内营养:全肠内营养(exclusive enteral nutrition,EEN)是欧洲儿童 CD 诱导临床缓解的一线治疗方案,也是我国儿童/青少年 CD 诱导临床缓解的首选治疗方案。EEN 的疗效与治疗时间有关,诱导儿童和青少年 CD 缓解的推荐疗程为 6~8 周,促进黏膜愈合至少为 12 周,治疗生长发育迟缓需时更长。同时,EEN 和部分肠内营养(partial enteral nutrition,PEN)的疗效也有差别,EN 占总能量摄入的 50% 时诱导缓解的效果只有 EEN 的 1/3;占 80%~90% 时诱导缓解率为 65%,与 EEN 类似。

(2)抗 TNF-α 单抗:抗 TNF-α 单抗是严重深部黏膜溃疡充分诱导缓解治

疗后仍持续为重度活动、病变广泛、起病时即存在狭窄或穿孔、严重肛周病变、严重骨质疏松和生长迟缓（身高 *Z* 值在 –2.5 以下）的儿童 CD 的一线治疗药物；还可作为重度 UC 的“拯救”治疗药物。88% 的 CD 患儿对 IFX 有临床应答，56% 在 1 年内缓解；73% 的 UC 患儿临床应答，39% 在 1 年内缓解。ADA 可有效治疗中至重度活动 CD。尚不确定抗 TNF-α 单抗是否增加淋巴瘤患病风险。

NMPA 批准的 IFX 的适用年龄范围为 6~17 岁，ADA 对于儿童 CD 患者的推荐年龄为 6 岁以上，对 6 岁以下发病的极早发性 CD 患儿建议需排除遗传缺陷和免疫缺陷病导致的 CD 样表现，传统药物和 EEN 治疗失败后方可在有条件的医疗机构谨慎使用抗 TNF-α 药物，使用前需签署知情同意书并进行伦理备案。

（3）5-ASA：口服用药量为 30~50mg/（kg·d），直肠给药用药量为 25mg/（kg·d），最大总剂量为 1g/d。

（4）糖皮质激素：可有效诱导儿童 / 青少年 CD 的临床缓解，推荐的药物和剂量为泼尼松 1mg/（kg·d）（其他类型全身作用激素的剂量按相当于上述泼尼松的剂量折算）起始给药，最大总剂量为 40mg/d。对于重度 UC 的最大总剂量可达 60mg，也可应用甲泼尼松 1~1.5mg/（kg·d）静脉注射，但不到 1/3 的糖皮质激素治疗的 CD 患者达到黏膜愈合。布地奈德的不良反应少，可诱导 PIBD 缓解[0.45mg/（kg·d），最大剂量为 9mg/d]，但不如常规糖皮质激素有效，且维持治疗无效，适用于轻至中度疾病活动期患者。糖皮质激素对儿童和青少年的生长发育具有较大的负面作用，应尽量避免长期使用。

（5）AZA 及 6-MP：均为儿童 CD 维持缓解的首选治疗方案，也用于儿童 UC 的维持缓解、频繁复发的难治性 UC 和激素依赖患者。建议检测巯基嘌呤甲基转移酶（thiopurine methyltransferase，TPMT）和嘌呤代谢产物如 6- 甲巯基嘌呤（6-methylmercaptopurine，6-MMP）和 6- 巯鸟嘌呤（6-thioguanine，6-TGN），可以优化治疗方案，减少药物不良反应。

（6）MTX：可作为二线维持缓解药物，对 1/3 的 CD 患儿有效。MTX 的不良反应包括恶心、肝毒性和骨髓抑制，治疗过程中应补充叶酸。

（7）沙利度胺：对于儿童难治性 CD 的疗效显著，还可作为 CD 合并结核分枝杆菌感染时的首选治疗药物。推荐用药剂量为 1.5~3.0mg/（kg·d），用药过程中需密切监测其不良反应，如有外周神经炎、嗜睡、精神异常等时应及时减量或停用。

三、孕妇

1. 临床特点　与非 IBD 人群相比，IBD 育龄患者妊娠的并发症增多，流产、早产、静脉血栓、蛋白质营养不良的发生率增加。因此，IBD 育龄患者应在控制 IBD 活动、维持缓解后再受孕、妊娠，可有效降低疾病风险。

2. 治疗目标 诱导并维持临床缓解以及黏膜愈合，有效控制疾病活动，使 IBD 患者更安全地妊娠。

3. 用药原则 有效控制疾病的同时充分考虑药物对母婴的安全性。

4. 药物推荐

(1) 妊娠期 IBD 女性维持缓解的药物治疗

1) 5-ASA：5-ASA 在妊娠期口服和局部直肠用药均是安全的。SASP 干扰叶酸吸收，患者在备孕和妊娠期需补充叶酸(2mg/d)。需注意的是 FDA 公布含有邻苯二甲酸二丁酯(dibutyl phthalate，DBP)成分的美沙拉秦缓释制剂(Asacol®)的妊娠毒性增加，原因是动物实验发现 DBP 可导致男性泌尿生殖道畸形，服用 Asacol® 的妊娠女性尿液中 DBP 代谢产物的浓度可高达对照组的 50 倍。

2) 硫嘌呤类药物：妊娠期患者继续服用硫嘌呤类药物是安全的，与未用该类药物的 IBD 患者比较，服用硫嘌呤类药物不增加出生时低体重、先天畸形风险，但可能增加早产风险。

3) 抗 TNF-α 单抗：包括 IFX 和 ADA 等，国外指南推荐在妊娠开始时应用抗 TNF-α 制剂维持治疗的 IBD 女性患者可继续该类药物的维持治疗。抗 TNF-α 制剂作为 IgG 1 型抗体，在妊娠中、晚期可通过胎盘。在宫内暴露于抗 TNF-α 制剂和硫嘌呤类药物联合治疗的婴儿出生后 1 年内的感染风险增高，提示妊娠期尽可能避免抗 TNF-α 制剂与免疫抑制剂的联合使用。此外有研究显示 IFX 治疗妊娠期 IBD 女性患者的脐血中的血药浓度增加幅度明显高于 ADA 治疗者，提示妊娠晚期 IFX 的胎盘通过率明显高于 ADA，因此，妊娠期应用 ADA 的治疗时间可适当延长。国外指南推荐，对于 IBD 复发风险较低的妊娠女性，建议妊娠 22~24 周应用最后 1 次抗 TNF-α 制剂治疗；对于停药后不能维持缓解的妊娠期患者，必要时考虑在 30~32 周末次使用，并在产后重新开始使用。

4) 抗整合素 α4β7 单克隆抗体：VDZ 是抗整合素 α4β7 的 IgG 1 型人源化单克隆抗体，理论上该药物可通过胎盘，目前 VDZ 对妊娠和胎儿影响的证据报道尚少。现有的研究未提示 VDZ 对于妊娠和胎儿存在严重的安全性问题，但仍需更多的证据支持。因此，妊娠期使用 VDZ 仅在充分权衡女性妊娠期患者的获益高于风险的前提下使用。

(2) 妊娠期 IBD 女性疾病活动的药物治疗：妊娠期 IBD 疾病活动的药物治疗一方面取决于疾病活动程度，另一方面取决于既往药物治疗经过及疗效。以妊娠期 UC 女性为例，如 5-ASA 维持治疗期间出现轻至中度疾病活动可考虑口服至足量，并联合直肠局部 5-ASA 治疗以诱导疾病缓解；如在最佳 5-ASA 或硫嘌呤类药物维持治疗期间出现疾病中至重度活动，应考虑系统性糖皮质激素或抗 TNF-α 制剂诱导疾病缓解。抗 TNF-α 制剂在妊娠期的用药如前所述。

不同形式给药（静脉、口服、局部）的糖皮质激素均可通过胎盘，但胎盘可迅速将其转化为活性较低的代谢产物，使胎儿血液中的药物浓度降低。其中，泼尼松、泼尼松龙和甲泼尼龙可以更有效地被胎盘代谢，可作为糖皮质激素妊娠期用药的首选。有报道显示妊娠早期接受糖皮质激素治疗，胎儿口腔畸形（唇腭裂）的风险增加；妊娠期间糖皮质激素的长期使用可能增加高血压、糖尿病和先兆子痫等并发症的发生风险。

5. 不推荐使用的药物　不推荐妊娠期 IBD 女性使用 MTX 和沙利度胺，两者均存在明确的胎儿致畸作用，患者在用药期间需严格避孕。根据 MTX 的半衰期，药物平均 6 周达到稳态或完全洗脱，因此国外指南推荐无论男性或女性患者在准备生育前至少 3~6 个月停用 MTX。而关于沙利度胺妊娠前的洗脱时间目前尚无确定的推荐意见。

四、常见处方审核案例详解

案例 3

【处方描述】

性别：男　年龄：67

临床诊断：克罗恩病；IFX 抗药抗体（+）。

处方内容：

英夫利西单抗　5mg/kg　每 2 个月 1 次　iv.gtt

【处方问题】遴选药品不适宜；用法、用量不适宜。

【机制分析】IFX 联合免疫抑制剂治疗可能通过免疫抑制剂对 IBD 的治疗作用[如降低 C 反应蛋白（CRP）、减轻炎症反应负担等]提高 IFX 的血药浓度。因为炎症反应负担重和 CRP 高等因素均可以加速 IFX 在体内的清除，从而导致其血药浓度过低。此外，联合免疫抑制剂治疗可降低患者的抗药抗体滴度，改善患者的应答情况。IFX 的血药浓度低可导致抗英夫利西单抗抗体的产生，通过增加剂量或缩短用药间隔，提高 IFX 的血药浓度可降低 IFX 抗体滴度，从而改善患者的临床应答。经抗 TNF-α 制剂规范治疗后仍处于疾病活动期，药物谷浓度不足，但未检测到抗药抗体或抗药抗体滴度较低，可增加抗 TNF-α 制剂的剂量或缩短用药间隔时间或联用免疫抑制剂。该患者的 IFX 谷浓度为 1.3μg/ml，低于有效谷浓度范围(3~7μg/ml),且IFX抗药抗体呈阳性。故本处方属于遴选药品不适宜,用法、用量不适宜。

【干预建议】建议增加患者的IFX剂量、缩短IFX给药间隔或联合使用免疫抑制剂如硫唑嘌呤;对于疗效不佳者,剂量可调整至10mg/kg或每4周给药1次。

案例4

【处方描述】

性别:男　年龄:16岁
临床诊断:克罗恩病。
处方内容:
硫唑嘌呤片　75mg　q.d.　p.o.

【处方问题】遴选药品不适宜。

【机制分析】硫唑嘌呤在红细胞内谷胱甘肽*S*-转移酶的作用下代谢为巯嘌呤(6-MP),随后进入3条互相竞争的代谢途径:①在黄嘌呤氧化酶(XO)的作用下生成硫尿酸(6-TU),由肾脏排出体外;②在巯嘌呤甲基转移酶(TPMT)的作用下生成6-甲基巯嘌呤(6-MMP);③在次黄嘌呤磷酸核糖转移酶(HPRT)等酶的作用下生成6-双磷酸硫鸟嘌呤(6-TGDP)和6-三磷酸硫鸟嘌呤(6-TGTP),统称为6-鸟嘌呤核苷酸(6-TGN),6-TGN通过多种途径抑制细胞增殖和炎症反应,是硫唑嘌呤的主要有效治疗成分,但同时也是导致骨髓抑制的代谢产物。硫唑嘌呤的治疗作用和不良反应取决于各个代谢酶活性之间的平衡,特别当TPMT酶活性缺失时,6-MMP生成途径受阻,代谢过程向6-TGN的合成方向倾斜,6-TGN合成增多,发生骨髓抑制的风险增加。而NUDT15突变通过减少6-TGN清除而导致细胞毒性增加的途径,导致与硫唑嘌呤相关的白细胞减少。

TPMT基因型预测骨髓抑制的特异性高,但在汉族人群中其灵敏性很低,不常规推荐,有条件的单位可以检测此指标,应用时须充分认识此局限性。在有条件的情况下推荐进行NUDT15基因多态性检测,对预测包括我国在内的亚洲人群使用巯嘌呤类药物后发生骨髓抑制风险的灵敏性与特异性高。故本处方属于遴选药品不适宜。

【干预建议】建议避免使用巯嘌呤类药物,以免发生严重的骨髓抑制,建议结合患者的病情,选用甲氨蝶呤、沙利度胺等免疫抑制剂或生物制剂。

第四节 小 结

炎症性肠病在我国的发病率逐年升高,规范化的药物治疗尤为重要。UC和CD的规范化药物治疗需要在充分认识各种药物的作用效果和不良反应的基础上,结合患者的病变部位、疾病类型、病情严重程度、并发症以及既往治疗史,制订最适宜的规范化治疗方案。药师在进行炎症性肠病治疗药物处方审核时,需注意以下几个方面:

1. 炎症性肠病的治疗药物选用是否合理需结合患者诊断中的病情严重程度、病变部位及疾病分期分型来判断。如左半结肠型和广泛型UC患者均需要接受维持缓解治疗,大多数患者可采用口服5-ASA有效维持缓解,但是部分需口服5-ASA联合局部5-ASA维持缓解效果,可能优于单用口服5-ASA治疗,但不推荐联合糖皮质激素灌肠以维持缓解。

2. 关注特殊人群的用药安全。如孕妇避免使用MTX和沙利度胺。

3. 关注药物之间的相互作用。如巯嘌呤类药物与降尿酸药非布司他、别嘌醇合用会导致全身毒性尤其是血液毒性增加,因别嘌醇可能增加硫唑嘌呤活性代谢物的血清浓度。

4. 注意药物的特殊不良反应。如硫唑嘌呤使用前需进行TPMT、NUDT15基因检测,TPMT基因突变者应避免使用或在严密监测下减量使用硫唑嘌呤,NUDT15基因型与巯嘌呤类药物诱导的早期白细胞减少显著相关。

5. 注意药物联用的合理性。如IFX是否需要联用硫唑嘌呤等免疫抑制剂需结合患者体内的药物谷浓度与抗药抗体滴度综合判断。

(王颐婷 黎小妍)

参考文献

[1] 中华医学会消化病学分会炎症性肠病学组. 炎症性肠病诊断与治疗的共识意见(2018年·北京)[J]. 中华炎性肠病杂志, 2018, 2(3): 173-190.

[2] FERNANDO M, PAOLO G, RAMI E, et al. Third European evidence-based consensus on diagnosis and management of ulcerative colitis. Part 1: definitions, diagnosis, extra-intestinal manifestations, pregnancy, cancer surveillance, surgery, and ileo-anal pouch disorders [J]. Journal of Crohn's & colitis, 2017, 11 (6): 649-670.

[3] MARCUS H, RAMI E, DOMINIK B, et al. Third European evidence-based consensus on diagnosis and management of ulcerative colitis. Part 2: current management [J]. Journal of Crohn's & colitis, 2017, 11 (7): 769-784.

[4] NGUYEN G C, SEOW C H, MAXWELL C, et al. The Toronto consensus statements for the

management of inflammatory bowel disease in pregnancy [J]. Gastroenterology, 2016, 150 (3): 734-757. e1.

[5] RUEMMELE F M, VERES G, KOLHO K L, et al. Consensus guidelines of ECCO/ESPGHAN on the medical management of pediatric Crohn's disease [J]. Journal of Crohn's & colitis, 2014, 8 (10): 1179-1207.

[6] 中华医学会消化病学分会炎症性肠病学组，中华医学会肠外与肠内营养学分会胃肠病与营养协作组. 炎症性肠病营养支持治疗专家共识（第二版）[J]. 中华炎性肠病杂志，2018, 2 (3): 154-172.

[7] 中华医学会消化病学分会炎症性肠病学组. 中国炎症性肠病治疗药物监测专家共识意见 [J]. 中华炎性肠病杂志，2018, 2 (4): 253-259.

[8] 中国医学科学院北京协和医学院北京协和医院消化科. 抗肿瘤坏死因子 -α 单克隆抗体治疗炎症性肠病的专家共识 (2017)[J]. 中华炎性肠病杂志，2017, 1 (3): 150-154.

[9] 胡品津. 老年性炎症性肠病的诊治 [J]. 中华炎性肠病杂志，2019, 3 (2): 120-123.

[10] 陈洁. 儿童炎症性肠病的诊治 [J]. 中华炎性肠病杂志，2019, 3 (2): 116-119.

[11] 李玥，钱家鸣. 炎症性肠病患者的妊娠期用药 [J]. 中华炎性肠病杂志，2019, 3 (2): 124-127.

[12] VAN DER WOUDE C J, ARDIZZONE S, BENGTSON M B, et al. The second European evidenced-based consensus on reproduction and pregnancy in inflammatory bowel disease [J]. Journal of Crohn's and colitis, 2015, 9 (2): 107-124.

第八章

腹泻、便秘和肠易激综合征处方审核案例详解

本章共分为3节,分别为腹泻、便秘和肠易激综合征。腹泻是一种常见症状,是指排便次数明显超过平日习惯的频率,粪质稀薄,水分增加,常伴有排便急迫感及腹部不适或失禁等症状。临床上常以每日大便重量超过200g作为腹泻的客观指标。便秘一般即指慢性便秘,主要是指粪便干结、排便困难或不尽感以及在不用通便药时完全排空粪便的次数明显减少等。上述症状若同时存在2种以上时,可诊断为症状性便秘。肠易激综合征是临床上最常见的一种胃肠道功能紊乱性疾患,是一组包括腹痛、腹胀、不适,以大便习惯改变为主要特征,并伴大便性状异常,持续存在或间歇发作,而又缺乏形态学和生物化学异常改变等可用器质性疾病解释的临床症状。

本章所涉及疾病的处方审核需要关注一些特殊人群的药物用法用量。如乳果糖的成人起始剂量为30ml/d,而儿童需要根据年龄选择不同的起始剂量,并且起始剂量与维持剂量也有所不同。一些止泻药需要空腹或与其他药物间隔服用,例如洛哌丁胺空腹或餐前半小时服药可提高疗效;双八面体蒙脱石可能影响其他药物的吸收,必须合用时应在服用本品之前1小时服用其他药物。双八面体蒙脱石在治疗急性腹泻时首剂量应加倍;比沙可啶服药时不得嚼碎或压碎,服药前后2小时不得服牛奶或抗酸药,进餐1小时内不宜服用本品。以便秘症状为主要表现的肠易激综合征患者的药物治疗应避免应用刺激性轻泻药,如比沙可啶等。

第一节 腹　泻

一、定义

腹泻是一种常见症状,是指排便次数明显超过平日习惯的频率,粪质稀

薄,水分增加,常伴有排便急迫感及腹部不适或失禁等症状。临床上常以每日大便重量超过 200g 作为腹泻的客观指标。

二、分类及病因

腹泻按病程分急性和慢性 2 类。急性腹泻发病急,病程在 2~3 周内,极少超过 8 周;慢性腹泻的病程至少在 4 周以上,常超过 8 周。

急性腹泻的病因有:①食物中毒,如摄入污染金黄色葡萄球菌毒素、蘑菇毒素及砷、铅、汞等重金属的食物。②肠道感染,包括病毒如诺沃克病毒和轮状病毒等,细菌如沙门菌、空肠弯曲菌和大肠埃希菌等,或寄生虫感染;旅行者腹泻为旅途中或旅行后发生的腹泻,多为细菌感染所致。③药物,如泻药、化疗药、广谱抗生素,后者可继发假膜性小肠结肠炎。④其他疾病引起的腹泻,如粪块堵塞、盆腔炎症、急性缺血性肠病等。

慢性腹泻的病因比较复杂,主要有:①慢性肠道感染性疾病,如阿米巴痢疾、慢性细菌性痢疾、难辨梭状芽孢杆菌感染、肠结核、梨形鞭毛虫病、血吸虫病、肠道念珠菌病、艾滋病等;②肠道炎症性疾病,包括炎症性肠病、放射性肠炎、缺血性肠炎、憩室炎、显微镜下结肠炎、嗜酸性胃肠炎、尿毒症性肠炎等;③肿瘤,包括大肠癌、结直肠绒毛状腺瘤、肠淋巴瘤及内分泌肿瘤如类癌等;④消化不良和吸收不良;⑤动力障碍性腹泻;⑥药源性腹泻。

三、常用的止泻药及其作用机制

止泻药可通过减少肠道蠕动或保护肠道免受刺激而达到止泻的作用。属于本类的药物包括阿片制剂复方樟脑酊,收敛保护药鞣酸蛋白、碱式碳酸铋,吸附剂药用炭,具有收敛及减少肠道蠕动作用的地芬诺酯、洛哌丁胺,益生菌等。止泻药适用于剧烈腹泻或长期慢性腹泻,以防止机体过度脱水、水盐代谢失调、消化及营养障碍。应用止泻药治疗腹泻的同时,也应针对病因进行治疗,以免贻误病情。

1. 地芬诺酯　地芬诺酯为合成的具有止泻作用的吗啡类似物,具有较弱的阿片样作用,但无镇痛作用,可直接作用于肠平滑肌,通过抑制肠黏膜感受器,降低局部黏膜的蠕动反射而减弱肠蠕动,使肠内容物通过延迟,有利于肠内水分的吸收。常见的用法用量为口服,一次 2.5~5mg,一日 2~4 次,腹泻被控制时即应减少剂量。服药后偶见口干、腹部不适、恶心、呕吐、嗜睡、烦躁、失眠等,减量或停药后即消失。

2. 洛哌丁胺　洛哌丁胺对肠道平滑肌的作用与阿片类及地芬诺酯相似,可抑制肠道平滑肌收缩,减少肠蠕动。还可减少肠壁神经末梢释放乙酰胆碱,通过胆碱能和非胆碱能神经元局部的相互作用直接抑制蠕动反射。本品可延长食物在小肠停留的时间，促进水、电解质及葡萄糖吸收，对前列腺素、霍乱毒素和其他肠毒素引起的肠过度分泌有显著的抑制作用，但治疗剂量时不影响胃酸分泌。常见的用法用量为成人首次口服 4mg，以后每腹泻 1 次再服 2mg，直至腹泻停止或用量达 16~20mg/d，连续 5 日，若无效则停服。儿童首次服 2mg，以后每腹泻 1 次服 2mg，至腹泻停止，最大用量为 8~12mg/d。空腹或餐前半小时服药可提高疗效。慢性腹泻待显效后给予 4~8mg/d(成人)，长期维持。不良反应轻微，主要有皮疹、瘙痒、口干及腹胀、恶心、食欲缺乏，偶见呕吐，也可有头晕、头痛、乏力。本品禁用于 2 岁以下的小儿。

3. 双八面体蒙脱石　双八面体蒙脱石可吸附多种病原体，将其固定在肠腔表面，而后随肠蠕动排出体外，从而避免肠细胞被病原体损伤。对大肠埃希菌、金黄色葡萄球菌和霍乱毒素也有固定作用，同时减少肠细胞运动失调，恢复肠蠕动的正常节律，维护肠道的输送和吸收功能。常见的用法用量为成人一次 3g，一日 3 次。治疗急性腹泻时首剂量应加倍。食管炎患者宜于餐后服用，其他患者于餐前服用。将本品溶于半杯温水中送服。少数患者如出现轻微便秘，可减少剂量继续服用。本品可能影响其他药物的吸收，必须合用时应在服用本品之前 1 小时服用其他药物。

4. 药用炭　药用炭可减轻肠内容物对肠壁的刺激性，使蠕动减少，从而止泻。此外，尚有吸附胃肠内有害物质的作用，用于腹泻、胃肠胀气、食物中毒等。常见的用法用量为一次 1.5~4g，一日 2~3 次，餐前服用。药用炭能吸附维生素、抗生素、磺胺类、生物碱、乳酶生、激素等，对蛋白酶、胰酶的活性亦有影响，均不宜合用。

5. 鞣酸蛋白　鞣酸蛋白服用后在胃内不分解，至小肠分解出鞣酸，使蛋白凝固，有收敛止泻作用，用于急性胃肠炎、非细菌性腹泻。常见的用法用量为一次 1~2g，一日 3 次，空腹服用。本品能影响胰酶、胃蛋白酶、乳酶生等的药效，不宜同服。治疗菌痢时应先控制感染。

6. 碱式碳酸铋　碱式碳酸铋有保护胃肠黏膜及收敛、止泻作用，用于腹泻、慢性胃肠炎、胃及十二指肠溃疡。常见的用法用量为一次 0.3~0.9g，一日 3 次，餐前服用。

7. 消旋卡多曲　消旋卡多曲可选择性地抑制脑啡肽酶，从而保护内源性脑啡肽免受降解，延长消化道内源性脑啡肽的生理活性，是一种纯肠道抗分泌药，可减少霍乱毒素或炎症引起的肠道水和电解质过度分泌，且对肠道基础分泌无任何影响，又有快速抗腹泻的作用，且对肠道排空时间无任何影响。本品连续服用不得超过 7 天。常见的用法用量为治疗成人急性腹泻，首次服药可在任何时间开始服用 100mg，之后每次在 3 次主餐前服用 100mg，服用消旋卡多曲不排除在必要的情况下进行补水。儿童一日 3 次，每次按每千克体重服用 1.5mg，单日总剂量应不超过每千克体重 6mg，必要时给予口服补液或静脉补液。推荐剂量为 30 个月 ~9 岁（体重为 13~27kg）一次 30mg，一日 3 次；9 岁以上（体重 >27kg）一次 60mg，一日 3 次。

四、常见处方审核案例详解

案例 1

【处方描述】

性别：女　年龄：26 岁

临床诊断：腹泻；妊娠早期（16+3 周）。

处方内容：

复方地芬诺酯片	1 片	b.i.d.	p.o.
酪酸梭菌肠球菌三联活菌片	400mg	t.i.d.	p.o.

【处方问题】遴选药品不适宜。

【机制分析】地芬诺酯为合成的具有止泻作用的吗啡类似物，具有较弱的阿片样作用，但无镇痛作用，可直接作用于肠平滑肌，通过抑制肠黏膜感受器，降低局部黏膜的蠕动反射而减弱肠蠕动，使肠内容物通过延迟，有利于肠内水分的吸收。本品有致畸作用，孕妇应禁用。故本处方属于遴选药品不适宜。

【干预建议】建议将地芬诺酯改为蒙脱石散等孕妇可用的止泻药。

案例 2

【处方描述】

性别：女　年龄：20 岁

临床诊断：腹泻；慢性胃炎。

处方内容：

蒙脱石散	6g	t.i.d.	p.o.
铝碳酸镁片	1 000mg	t.i.d.	p.o.
艾司奥美拉唑钠肠溶片	20mg	q.d.	p.o.

【处方问题】用法、用量不适宜。

【机制分析】蒙脱石散可吸附多种病原体，将其固定在肠腔表面，而后随肠蠕动排出体外，从而避免肠细胞被病原体损伤。对大肠埃希菌、金黄色葡萄球菌和霍乱毒素也有固定作用，同时减少肠细胞运动失调，恢复肠蠕动的正常节律，维护肠道的输送和吸收功能。常见的剂量为成人一次 3g，一日 3 次，治疗急性腹泻时首剂量应加倍。故本处方属于用法、用量不适宜。

【干预建议】建议将蒙脱石散的用法、用量改为 3g t.i.d. p.o.，并交代患者首剂可服用 6g。

案例 3

【处方描述】

性别：男　年龄：34 岁

临床诊断：腹泻；腹胀。

处方内容：

马来酸曲美布汀片	0.1g	t.i.d.	p.o.
双歧杆菌乳杆菌三联活菌片	2g	t.i.d.	p.o.
乳果糖口服液	15ml	b.i.d.	p.o.
盐酸小檗碱片	0.2g	t.i.d.	p.o.

【处方问题】适应证不适宜。

【机制分析】乳果糖的适应证为便秘和肝性脑病，该处方的诊断为腹泻，口服乳果糖可能加重腹泻症状进而引起电解质紊乱问题。故本处方属于适应证不适宜。

【干预建议】建议将乳果糖口服液改为蒙脱石散等止泻药。

案例 4

【处方描述】

性别：男　年龄：45 岁

临床诊断：急性胃肠炎；腹泻；溶血性贫血。

处方内容：

乳酸左氧氟沙星片	0.1g	q.d.	p.o.
盐酸小檗碱片	0.2g	t.i.d.	p.o.
蒙脱石散	6g	t.i.d.	p.o.
匹维溴铵片	50mg	t.i.d.	p.o.

【处方问题】遴选药品不适宜。

【机制分析】小檗碱，是从中药黄连中分离的一种季铵型生物碱，是黄连抗菌的主要有效成分，溶血性贫血患者及葡萄糖-6-磷酸脱氢酶缺乏患者禁用盐酸小檗碱,因为本品可引起溶血性贫血。故本处方属于遴选药品不适宜。

【干预建议】建议将盐酸小檗碱换成其他治疗急性胃肠炎的药物。

案例 5

【处方描述】

性别:男 年龄 12 岁

临床诊断:腹泻;肺炎

处方内容:

消旋卡多曲片	60mg	t.i.d.	p.o.
红霉素肠溶片	0.375g	t.i.d.	p.o.

【处方问题】联合用药不适宜。

【机制分析】消旋卡多曲是一种脑啡肽酶抑制剂,可选择性、可逆性地抑制脑啡肽酶,从而保护内源性脑啡肽免受降解,延长消化道内源性脑啡肽的生理活性,且对胃肠道蠕动和肠道基础分泌无明显影响。消旋卡多曲通过肝药酶代谢,红霉素等 CYP3A4 抑制剂可能减少消旋卡多曲的代谢,增加消旋卡多曲的毒性。故本处方属于联合用药不适宜。

【干预建议】建议将消旋卡多曲换成蒙脱石散等止泻药,或将红霉素改成其他抗生素。

第二节 便　　秘

一、定义

便秘一般即指慢性便秘,主要是指粪便干结、排便困难或不尽感以及在不用通便药时完全排空粪便的次数明显减少等。上述症状若同时存在 2 种以上时,可诊断为症状性便秘。

二、分类及病因

便秘的病因包括器质性和功能性 2 种,其中器质性便秘是指由于脏器的器质性病变如消化道疾病(肠道内的肿瘤、炎症等)、内分泌代谢疾病(糖尿病、甲状腺功能低下)、药物及化学品中毒、神经系统疾病等所致的便秘。器质性便秘需重视原发病的治疗,否则便秘最终不会得到解决。如便秘不存在引起便秘的器质性病变则称为功能性便秘。功能性便秘根据病理生理学机制,可分为排空迟缓型、功能性出口梗阻型和混合型。

1. 排空迟缓型便秘 又称慢传输型便秘或结肠无力，在功能性便秘中占 13%，是指肠内容物从近端结肠向远端结肠和直肠运动的速度低于正常人，这种异常被证明与异常的肠道动力有关，其机制包括结肠高幅推进性收缩数量减少和远端不协调运动增多，可能存在肠肌间神经丛异常和肠神经递质改变。

2. 功能性出口梗阻型便秘 又称为盆底功能障碍或盆底肌协调障碍，是指粪便堆积于直肠内而不能顺利地从肛门排出，占 28%，可伴有轻度的结肠传输减慢或正常。导致盆底功能障碍的机制很复杂且不明确，可分为盆底肌群张力过高（不能松弛或松弛不良或矛盾运动）以及肌肉张力过低（巨直肠和严重的盆底下垂）。这些异常包括横纹肌、平滑肌功能不良和动力障碍、直肠感觉损害、中枢或盆腔阴部神经功能异常等。

3. 混合型便秘 兼备以上两型的病因及特点。

三、常用药物及作用机制

1. 硫酸镁 硫酸镁内服由于不被吸收，在肠内形成一定的渗透压，使肠内保有大量水分，刺激肠道蠕动而排便。常见的硫酸镁导泻的用法用量为每次口服 5~20g，清晨空腹服用，同时饮水 100~400ml，也可用水溶解后服用。肠道出血患者、急腹症患者及孕妇、经期妇女禁用本品导泻。

2. 比沙可啶 比沙可啶为刺激性轻泻药，通过与肠黏膜接触刺激其神经末梢，引起结肠反射性蠕动增强而导致排便；还可刺激局部突触反射和节段反射，产生广泛的结肠蠕动；同时可抑制结肠内钠离子、氯离子和水分的吸收，增加肠内容积，引起反射性排便。常见的用法用量为口服，每次 5~10mg，每日 1 次；栓剂成人每次 1 粒，每日 1 次。少数患者服药后有腹痛感，排便后自行消失。急腹症、炎症性肠病及电解质紊乱患者禁用。服药时不得嚼碎或压碎，服药前后 2 小时不得服牛奶或抗酸药，进餐 1 小时内不宜服用本品。

3. 酚酞 酚酞口服后在肠内遇胆汁及碱性液形成可溶性钠盐，刺激结肠黏膜，促进其蠕动，并阻止肠液被肠壁吸收而起缓泻作用。由于小量吸收后（约 15%）进行肝肠循环，其作用可持续 3~4 日。常见的用法用量为睡前口服 0.05~0.2g，经 8~10 小时排便。偶能引起发疹，长期应用可使血糖升高、血钾降低，也可出现过敏反应、肠炎、皮炎及出血倾向等；过量或长期滥用可造成电解质紊乱，诱发心律失常，也可发生神志不清、肌痉挛以及倦怠无力等症状。阑尾炎、肠梗阻、未明确诊断的肠道出血患者及充血性心力衰竭和高血压患者禁用，哺乳期妇女及婴儿禁用。

4. 甘油 甘油能润滑并刺激肠壁，软化大便，使易于排出，便秘时可用本品栓剂或 50% 溶液灌肠。治疗便秘的常见用法用量为使用栓剂每次 1 粒塞入肛门(成人用大号栓,小儿用小儿栓),对小儿及年老体弱者较为适宜。

5. 聚乙二醇　聚乙二醇为高分子聚合物,分子量在 200~500Da 者为液体,分子量在 1 000Da 以上者为固体。高分子量的长链聚乙二醇不易吸收,由于其高渗透性,可在粪便中保持大量水分而产生容积性和润湿性导泻作用,临床常用的聚乙二醇分子量为 3 350 或 4 000Da。本品的作用机制基本是物理性质的,可通过增加局部渗透压,使水分保留在结肠腔内,增加肠道内的液体保有量,软化大便。大便软化和含水量增加可促进其在肠道内的推动和排泄。常见的用法用量为每日 1~2 袋,将药物溶解在 1 杯水中服用。本品在消化道内不被吸收或极少吸收,故其毒性和不良反应甚少,但过量服用可能导致腹泻,停药后 24~48 小时可恢复正常。如仍需使用,再次服用小剂量即可。服用本品前 1 小时口服的其他药物可能会从消化道冲走,从而影响人体对该药物的吸收。

6. 开塞露　本品为治疗便秘的直肠用溶液剂,系将含山梨醇、硫酸镁或甘油的溶液装入特制的容器内制得的。成人的用量为每次 20ml。

7. 硫酸钠　硫酸钠为容积性泻药,易溶于水,但不被肠壁吸收,在肠内形成高渗盐吸收大量水分扩张肠道容积,刺激肠壁而引起排便。散剂每次 5~20g,溶于 250ml 水中,清晨空腹服用;肠溶胶囊每次 5g,每日 1~3 次。排便后即可停药,如 12 小时后未排便可追加服药 1~2 次。水肿患者、孕妇和肠道器质性病变者禁用。

8. 液状石蜡　液状石蜡服后不被吸收,能使粪便稀释变软,同时润滑肠壁,使粪便易于排出。常见的用法用量为每次 15~30ml,睡前服用。长期服用可干扰脂溶性维生素的吸收。

9. 多库酯钠　多库酯钠为表面活性剂,口服后在肠内可使水和脂肪类物质浸入粪便,促其软化,适用于排便无力如肛门、直肠病患者或术后患者。常见的用法用量为每日 50~240mg。禁与矿物油合用,因能促其吸收而产生不良反应。

10. 蓖麻油　蓖麻油为刺激性泻药,口服后在十二指肠分解成蓖麻油酸,刺激小肠,增加蠕动,促进排泄。服后 2~8 小时产生泻下作用。常见的用法用量为口服,每次 10~20ml。禁与脂溶性驱肠虫药同用。孕妇禁用。常见不良反应为恶心、呕吐等。

11. 乳果糖　乳果糖是一种合成的双糖,作为渗透性泻药用于治疗便秘及肝性脑病。在结肠中被消化道菌群转化成低分子量有机酸,导致肠道内的 pH 下降,并通过保留水分,增加粪便体积。上述作用刺激结肠蠕动,保持大便通畅,缓解便秘,同时恢复结肠的生理节律。每日剂量可根据个人需要进行调节,便秘或临床需要保持软便的情况见表 8-1。

表 8-1　乳果糖剂量表

年龄	每日起始剂量 /ml	维持剂量 /ml
成人	30	10~25
7~14 岁儿童	15	10~15
1~6 岁儿童	5~10	5~10
婴儿	5	5

治疗几天后，可根据患者的情况酌情减剂量。本品宜在早晨时一次性服用。根据乳果糖的作用机制，1~2 天可取得临床效果。如 2 天后仍未有明显效果，可考虑加量。乳果糖可能引起胃胀气或绞痛等腹部不适的症状，高剂量使用后偶见恶心和呕吐。本品可导致结肠 pH 下降，故可能引致结肠 pH 依赖性药物失活。

12. 聚卡波非钙　聚卡波非钙和卵叶车前子有相同的特性，用作容积性轻泻药，调整粪便硬度，服用后钙离子被胃酸中的氢离子代替，形成聚卡波非，可在肠道中产生吸水作用。常见的用法用量为每次 1g，每日 3 次，每日最多 4 次，饭后用至少 250ml 水送服，一般疗程不超过 2 周。

四、常见处方审核案例详解

案例 6

【处方描述】

性别：女　年龄：2 岁 6 个月

临床诊断：便秘；消化不良。

处方内容：

乳果糖口服液	15ml	q.d.	p.o.
布拉氏酵母菌散	0.25g	q.d.	p.o.

【处方问题】用法、用量不适宜。

【机制分析】乳果糖口服溶液说明书提示，1~6 岁儿童的使用剂量为每日 5~10ml，且宜在早餐时一次性服用。超剂量用药可能发生腹泻，严重者导致电解质紊乱。故本处方属于用法、用量不适宜。

【干预建议】建议修改用法、用量为 5ml q.d. p.o.。

案例 7

【处方描述】

性别:男 年龄:67 岁

临床诊断:慢性便秘。

处方内容:

麻仁软胶囊	1 200mg	t.i.d.	p.o.
小麦纤维素颗粒	3.5g	b.i.d.	p.o.
乳果糖口服液	15ml	q.d.	p.o.
雷贝拉唑钠肠溶胶囊	20mg	q.d.	p.o.

【处方问题】适应证不适宜。

【机制分析】雷贝拉唑钠的适应证为胃溃疡、十二指肠溃疡、吻合口溃疡、反流性食管炎、卓-艾综合征(胃泌素瘤),无便秘的适应证。故本处方属于适应证不适宜。

【干预建议】建议增加相应适应证,若无适应证,则不开具雷贝拉唑钠。

案例 8

【处方描述】

性别:男 年龄:70 岁

临床诊断:慢性便秘。

处方内容:

聚乙二醇 4000 散	10g	q.d.	p.o.
乳果糖口服液	15ml	t.i.d.	p.o.
酪酸梭菌肠球菌三联活菌片	400mg	t.i.d.	p.o.

【处方问题】用法、用量不适宜。

【机制分析】乳果糖是一种合成的双糖,作为渗透性泻药用于治疗便秘及肝性脑病。乳果糖在结肠中被消化道菌群转化成低分子量有机酸,导致肠道内的 pH 下降,并通过保留水分,增加粪便体积。上述作用刺激结肠蠕动,保持大便通畅,缓解便秘,同时恢复结肠的生理节律。乳果糖宜在早餐时一次性服用。故本处方属于用法、用量不适宜。

【干预建议】建议将乳果糖口服液的用法、用量改为 15ml q.d. p.o.。

案例9

【处方描述】

性别：女 年龄：32岁

临床诊断：便秘；妊娠状态(24+4周)。

处方内容：

小麦纤维素颗粒	3.5g	b.i.d.	p.o.
双歧杆菌乳杆菌三联活菌片	2g	t.i.d.	p.o.
比沙可啶片	5mg	q.d.	p.o.

【处方问题】遴选药品不适宜。

【机制分析】比沙可啶为刺激性轻泻药，通过与肠黏膜接触刺激其神经末梢，引起结肠反射性蠕动增强而导致排便；还可刺激局部突触反射和节段反射，产生广泛的结肠蠕动；同时可抑制结肠内钠离子、氯离子和水分的吸收，增加肠内容积，引起反射性排便。孕妇禁用比沙可啶。故本处方属于遴选药品不适宜。

【干预建议】建议将比沙可啶改为乳果糖口服液等孕妇可用的通便药。

第三节 肠易激综合征

一、定义

肠易激综合征是临床上最常见的一种胃肠道功能紊乱性疾患，是一组包括腹痛、腹胀、不适，以大便习惯改变为主要特征，并伴大便性状异常，持续存在或间歇发作，而又缺乏形态学和生物化学异常改变等可用器质性疾病解释的临床症状的疾病。

二、分类及病因

罗马Ⅲ诊断标准根据大便性状细分的临床分型为腹泻型、便秘型、混合型和未定型。肠易激综合征的病因尚不明确，但其特征是对多种生理性或非生理性刺激的反应性增高，主要包括胃肠动力异常、内脏感觉过度敏感、中枢和周围神经系统高敏感以及社会心理因素等。因此，肠易激综合征是在特殊个体基质基础上，以神经系统、内分泌系统及免疫系统为中介，以社会心理因素刺激为契机而引发的身心疾病。

三、常用药物及作用机制

治疗药物的选择因人而异，对症处理。以腹泻症状为主要表现的患者的药物治疗可选择解痉、止泻类药物；以便秘症状为主要表现的患者的药物治疗可选择胃肠促动、通便类药物，但应避免应用刺激性轻泻药；以腹痛、腹胀为主要表现的患者的药物治疗可选择具有调节内脏感觉作用的药物，纠正内脏感觉异常，缓解症状；具有明显抑郁和/或焦虑等精神障碍表现者应考虑给予心理行为干预的认知疗法及低剂量的抗抑郁、抗焦虑药治疗。

1. 解痉药　抗胆碱药最常用，除阿托品和莨菪碱类外，常使用相对特异性肠道平滑肌钙通道阻滞剂调节肠道运动，如匹维溴铵、奥替溴铵；曲美布汀为外周性脑啡肽类似物，作用于外周阿片类受体以刺激小肠动力和结肠平滑肌钙离子通道抑制结肠动力，是一种胃肠运动双向调节剂。

2. 止泻药　腹泻型肠易激综合征可选用洛哌丁胺或地芬诺酯，但需注意便秘、腹胀等不良反应。轻症者可选用吸附剂，如双八面体蒙脱石等。

3. 导泻药　便秘可使用导泻药，一般主张使用作用温和的轻泻药以减少不良反应和药物依赖性。如高渗性轻泻药乳果糖、山梨醇，渗透性轻泻药聚乙二醇，容积性泻药甲基纤维素等。

4. 肠道杆菌和/或动力调节药　非多托秦是阿片类受体激动剂，特异性地抑制外周内脏传入神经而降低内脏敏感性，能有效缓解患者的腹痛症状。生长抑素及其类似物如奥曲肽具有缓解躯体和内脏疼痛的作用。胃肠促动药如多潘立酮、莫沙必利或伊托必利均可用于肠易激综合征患者的治疗。

5. 益生菌　益生菌是一类具有调整宿主肠道微生物群生态平衡而发挥生理作用的微生物制剂，某些益生菌可以减低肠道细胞钙离子通道和类阿片受体的表达，减少循环中的细胞因子水平，从而减少内脏的高敏感性和炎症反应，在肠易激综合征的治疗中起作用。

6. 抗精神病药　对腹痛症状重而上述治疗无效，特别是伴有较明显的精神症状者可试用。腹泻型患者若对抗痉挛药或薄荷油的反应不好，可使用三环类抗抑郁药，如阿米替林。而在便秘型患者中，若使用卵叶车前草的效果不佳，可以使用选择性5-羟色胺再摄取抑制药，如帕罗西汀、西酞普兰。

四、常见处方审核案例详解

案例 10

【处方描述】

性别：男　年龄：18 岁

临床诊断：肠易激综合征不伴腹泻；大便习惯改变。

处方内容：

双歧杆菌三联活菌肠溶胶囊	420mg	b.i.d.	p.o.
小麦纤维素颗粒	3.5g	b.i.d.	p.o.
盐酸洛哌丁胺胶囊	2mg	q.d.	p.o.

【处方问题】适应证不适宜。

【机制分析】盐酸洛哌丁胺为止泻药，用于控制急、慢性腹泻的症状。该处方的诊断显示该患者并不伴有腹泻症状，故本处方属于适应证不适宜。

【干预建议】建议更改盐酸洛哌丁胺胶囊为其他通便药。

案例 11

【处方描述】

性别：男　年龄：45 岁

临床诊断：肠易激综合征；甲癣。

处方内容：

多潘立酮片	10mg	t.i.d.	p.o.
匹维溴铵片	50mg	b.i.d.	p.o.
伊曲康唑胶囊	0.2g	b.i.d.	p.o.
复方谷氨酰胺肠溶胶囊	2 粒	t.i.d.	p.o.

【处方问题】联合用药不适宜。

【机制分析】多潘立酮为外周多巴胺受体拮抗剂，主要通过 CYP3A4 酶代谢，本品的不良反应之一为延长 Q-T 间期，因此禁止与可能延长 Q-T 间期的强效 CYP3A4 抑制剂如伊曲康唑合用。故本处方属于联合用药不适宜。

【干预建议】建议将多潘立酮改为其他不影响 Q-T 间期的胃肠促动药，如曲美布汀等。

案例 12

【处方描述】

性别:男 年龄:30 岁

临床诊断:肠易激综合征伴腹泻;十二指肠溃疡。

处方内容:

艾普拉唑肠溶片	5mg	b.i.d.	p.o.
马来酸曲美布汀片	0.1g	t.i.d.	p.o.
双歧杆菌乳杆菌三联活菌片	2g	t.i.d.	p.o.

【处方问题】用法、用量不适宜。

【机制分析】艾普拉唑为质子泵抑制剂,用于成人十二指肠溃疡的用法、用量为每日晨起空腹吞服,一次 10mg,一日 1 次。故本处方属于用法、用量不适宜。

【干预建议】建议将艾普拉唑肠溶片的用法、用量改为 10mg q.d. p.o.。

案例 13

【处方描述】

性别:女 年龄:52 岁

临床诊断:肠易激综合征不伴腹泻。

处方内容:

比沙可啶片	10mg	q.d.	p.o.
小麦纤维素颗粒	3.5g	b.i.d.	p.o.
枸橼酸莫沙必利分散片	5mg	t.i.d.	p.o.
酪酸梭菌肠球菌三联活菌片	400mg	t.i.d.	p.o.

【处方问题】遴选药品不适宜。

【机制分析】比沙可啶口服后很少被吸收,直接作用于大肠,刺激其感觉神经末梢,引起直肠反射性蠕动增加而导致排便,为刺激性泻药。以便秘为主要症状的肠易激综合征患者应避免使用刺激性轻泻药,以减轻不良反应及依赖性。故本处方属于遴选药品不适宜。

【干预建议】建议将比沙可啶改为乳果糖等作用温和的轻泻药。

案例 14

【处方描述】

性别：男　年龄：36 岁

临床诊断：肠易激综合征。

处方内容：

马来酸曲美布汀片	0.1g	t.i.d.	p.o.
双歧杆菌乳杆菌三联活菌片	2g	t.i.d.	p.o.
头孢克肟胶囊	0.1g	b.i.d.	p.o.

【处方问题】适应证不适宜。

【机制分析】头孢克肟胶囊为抗菌药，该处方诊断为肠易激综合征，无感染相关诊断。故本处方属于适应证不适宜。

【干预建议】建议补充相关感染诊断。

第四节　小　结

腹泻、便秘和肠易激综合征是最常见的消化系统疾病，按适应证选择药物的同时还应考虑药物的禁忌证、潜在不良反应、特殊人群（儿童、孕产妇、老年人等）用药、药物制剂的相互作用等。药师在进行腹泻、便秘和肠易激综合征药物处方审核时，需注意以下几个方面：

1. 关注特殊人群的用药安全。注意药物的用药禁忌，如治疗腹泻的洛哌丁胺禁用于 2 岁以下的小儿；地芬诺酯有致畸作用，禁用于孕妇；溶血性贫血及葡萄糖 -6- 磷酸脱氢酶缺乏患者禁用盐酸小檗碱。

2. 关注药物的用法用量。注意成人与儿童用药剂量的差异，如乳果糖的成人起始剂量为 30ml/d，而儿童需要根据年龄选择不同的起始剂量，并且起始剂量与维持剂量也有所不同。一些止泻药需要空腹或与其他药物间隔服用，例如洛哌丁胺空腹或餐前半小时服药可提高疗效；双八面体蒙脱石可能影响其他药物的吸收，必须合用时应在服用本品之前 1 小时服用其他药物。双八面体蒙脱石在治疗急性腹泻时首剂量应加倍；比沙可啶服药时不得嚼碎或压碎，服药前后 2 小时不得服牛奶或抗酸药，进餐 1 小时内不宜服用本品。

3. 注意药物选择的合理性。以便秘症状为主要表现的肠易激综合征患者的药物治疗应避免应用刺激性轻泻药，如比沙可啶等。

4. 注意药物之间的相互作用。如红霉素等 CYP3A4 抑制剂可能减少消旋卡多曲的代谢,增加毒性;利福平等 CYP3A4 诱导剂可能降低消旋卡多曲治疗腹泻的作用。

5. 注意药物联用的合理性,是否存在重复用药或者作用机制是否相同或相似。一般情况下,不推荐药理作用相同或者相似的 2 种药物联用。

(覃 利 黎小妍)

参考文献

[1] 陈灏珠, 林果为, 王吉耀, 等. 实用内科学 [M]. 14 版. 北京 : 人民卫生出版社, 2013.

[2] 陈新谦, 金有豫, 汤光. 陈新谦新编药物学 [M]. 18 版. 北京 : 人民卫生出版社, 2019.

[3] 缪晓辉, 冉陆, 张文宏, 等. 成人急性感染性腹泻诊疗专家共识 [J]. 中华消化杂志, 2013, 33 (12): 793-802.

[4] 中华医学会儿科学分会消化学组,《中华儿科杂志》编辑委员会. 中国儿童急性感染性腹泻病临床实践指南 [J]. 中华儿科杂志, 2016, 54 (7): 483-488.

[5] 中国中西医结合学会消化系统疾病专业委员会. 功能性便秘中西医结合诊疗共识意见 (2017 年)[J]. 中国中西医结合消化杂志, 2018, 26 (1): 18-26.

[6] 中国慢性便秘诊治指南 (2013 年, 武汉)[J]. 中华消化杂志, 2013 (5): 291-297.

[7] 中华医学会消化病学分会胃肠动力学组, 中华医学会外科学分会结直肠肛门外科学组. 慢性便秘和排便障碍的诊断和治疗 [J]. World J Gastroenterol, 2012, 18 (36): 4994-5013.

[8] 中华医学会消化病学分会胃肠功能性疾病协作组, 中华医学会消化病学分会胃肠动力学组. 中国肠易激综合征专家共识意见 (2015 年, 上海)[J]. 中华消化杂志, 2016, 36 (5): 299-312.

第九章

胃肠道感染性疾病处方审核案例详解

胃肠道的连续黏膜表面积至少有 400m^2，是人体与外源性物质之间接触的最大面积的组织，它不可避免地会接触潜在的致病因子或病原体。由于胃中较低的 pH 及胆汁和胰酶的影响，上消化道的感染相对较少。小肠和结肠中的消化液因酸度不高，而使所有生理肠道菌群和部分病原体得以存活。由于外源性物质在结肠中存在的时间较长，因此结肠中的生理菌群菌落单位比空肠或回肠要高出许多倍，可达 1 012CFU。如果胃和小肠受到炎症的影响，就会发生胃肠炎。慢性炎症性肠病、血管疾病、胃肠功能障碍、代谢紊乱和神经内分泌肿瘤等均能引起慢性腹泻，往往持续 4 周以上。急性腹泻可持续至 2 周左右，常与肠道蠕动增加、自我诱发等因素相关。感染性腹泻是胃肠道感染的主要疾病表现，原因可能是病毒、细菌、寄生虫感染等。

胃肠道感染的药物治疗主要包括补充水分及电解质、止呕、止泻及抗生素治疗，部分严重的感染需要外科手术治疗。胃肠道抗感染治疗包括经验性抗菌药治疗与目标性治疗。无论何种治疗，充分了解患者的暴露史与临床表现是使用抗菌药的先决条件。

处方审核的重点在于充分掌握不同抗菌药的药效学与药动学特点，对特殊人群如老年人，孕妇、儿童及有过敏史等患者进行重点审核。本章主要介绍胃肠道感染的临床表现及经验性治疗与目标性治疗的药物用法用量，并举例说明处方审核的思路及要点。

第一节 胃肠道感染性疾病概述

一、定义

胃肠道感染是指由细菌、真菌、寄生虫、病毒感染或菌群失调引起的一类胃肠道疾病，包括两大类：一是由病原微生物直接引起的感染；二是罹患感染性疾病后机体免疫力下降所致的机会性感染。

二、流行病学及发病机制

胃肠道感染包括肠道传染病、细菌性食物中毒、细菌性和病毒性胃肠炎等。我国的肠道传染病主要包括细菌引起的细菌性痢疾、伤寒、副伤寒、霍乱和食物中毒等，以及阿米巴原虫引起的阿米巴痢疾，相关病毒引起的病毒性肝炎、脊髓灰质炎等。按感染的来源方式，又可以分为旅行者腹泻、免疫功能低下者感染、食源性和水源性胃肠道感染、抗菌药相关胃肠道感染、保健护理相关感染、人畜共患型感染等。

三、病因学

引起胃肠道感染的病原体与宿主暴露的环境有关，如表 9-1 所示。

表 9-1 引起胃肠道感染的病原体与宿主暴露

暴露或状况	病原体(S)
食源性	
酒店，游轮，度假村，餐馆，餐饮活动中的食源性疾病暴发	诺沃克病毒，非伤寒沙门菌，产气荚膜梭菌，蜡状芽孢杆菌，金黄色葡萄球菌，弯曲杆菌属，肠产毒性大肠埃希菌，产志贺氏毒素大肠埃希氏菌，李斯特菌，志贺菌，环孢子虫，隐孢子虫属
食用未经高温消毒的牛奶或乳制品	沙门菌，弯曲杆菌，小肠结肠炎耶尔森菌，金黄色葡萄球菌毒素，隐孢子虫，产志贺氏毒素大肠埃希氏菌，李斯特菌，布鲁氏菌(山羊奶奶酪)，牛分枝杆菌，伯氏疟原虫
食用未加工或未煮熟的肉类或家禽	产志贺氏毒素大肠埃希氏菌(牛肉)，产气荚膜梭菌(牛肉、家禽)，沙门菌(家禽)，弯曲杆菌(家禽)，耶尔森菌(猪肉、猪蹄)，金黄色葡萄球菌(家禽)，旋毛虫(猪肉、野生腌肉)
食用水果或未经巴氏杀菌的果汁、蔬菜	产志贺氏毒素大肠埃希氏菌，非伤寒沙门菌，隐孢子虫病毒，诺沃克病毒，A 型肝炎病毒，李斯特菌

续表

暴露或状况	病原体(S)
食用未煮熟的鸡蛋	沙门菌,志贺菌(鸡蛋沙拉)
食用生贝类	弧菌,诺沃克病毒,甲型肝炎病毒,邻单胞菌属
暴露或接触	
游泳或饮用未经处理的淡水	弯曲杆菌,隐孢子虫,贾第虫,志贺菌,沙门菌,产志贺氏毒素大肠埃希氏菌,邻单胞菌属
在带有处理过的水的游乐设施中游泳	当消毒剂浓度维持不足时,易感隐孢子虫和其他潜在的水传播病原体
医疗保健,长期护理,监狱	诺沃克病毒,难辨梭状芽孢杆菌,志贺菌,隐孢子虫,贾第虫,产志贺氏毒素大肠埃希氏菌,轮状病毒
暴露于腹泻的宠物	弯曲杆菌,耶尔森菌
与家禽或爬行动物接触	非伤寒沙门菌
血色素沉积症或血红蛋白病	沙门菌
艾滋病,免疫抑制疗法	隐孢子虫,孢子,微孢子虫,鸟分枝杆菌,巨细胞病毒
肛门-生殖器,口腔-肛门接触	志贺菌,沙门菌,弯曲杆菌,溶组织内阿米巴,贾第虫,隐孢子虫以及性传播感染

四、临床表现

腹泻、腹痛是最常见的临床表现,具体临床表现与可能的病原体有关,如表 9-2 所示。

表 9-2 胃肠道感染的临床表现与可能的病原体

临床表现	可能的病原体
持续性或慢性腹泻	隐孢子虫属,贾第鞭毛虫,环孢子虫,贝氏囊孢子虫
大便可见血	产志贺氏毒素大肠埃希氏菌,志贺菌,沙门菌,弯曲杆菌,溶组织内阿米巴,非霍乱弧菌,耶尔森菌,结肠小袋虫,邻单胞菌属
发热	病毒、细菌和寄生虫感染可引起发热。通常,较高的体温提示细菌或溶组织内阿米巴感染的可能性。感染志贺氏毒素大肠埃希氏菌的患者通常不发热

续表

临床表现	可能的病原体
腹痛	产志贺氏毒素大肠埃希氏菌,沙门菌,志贺菌,弯曲杆菌,耶尔森菌,非霍乱弧菌,难辨梭状芽孢杆菌
严重的腹痛,通常是大便血性(偶尔非血性),极少或不发热	产志贺氏毒素大肠埃希氏菌,沙门菌,志贺菌,弯曲杆菌,小肠结肠炎耶尔森菌
持续性腹痛和发热	小肠结肠炎耶尔森菌,假结核耶尔森菌;可能会类似于阑尾炎
恶心和呕吐持续≤24小时	摄入金黄色葡萄球菌肠毒素或蜡状芽孢杆菌
腹泻和腹部绞痛持续1~2天	摄入产气荚膜梭菌或蜡状芽孢杆菌
呕吐和非血性腹泻持续2~3天或更短时间	诺沃克病毒(如果感染,通常在最初24小时内出现低热,占40%)
慢性水样腹泻,通常持续1年或更长时间	布雷纳德腹泻(病原体尚未确定),感染后肠易激综合征

第二节 胃肠道感染性疾病的治疗原则

一、一般治疗

一般治疗包括休息,补液充足后可清淡饮食,避免油腻、辛辣的食物。婴儿在腹泻期间应持续喂养母乳。所有患者在补液完成后可立即恢复日常饮食。

二、药物治疗

1. 补水与电解质对症治疗　对于婴幼儿、儿童和成人发生轻至中度脱水的急性腹泻或者伴有呕吐的严重腹泻,可口服补液盐。对于中度脱水,无法耐受口服摄入的患者可考虑鼻胃管饲补液盐。当脱水严重,休克或意识改变且口服补液治疗失败或肠梗阻时应给予等渗静脉注射,如乳酸林格液和生理盐水,每次20ml/kg滴注30~60分钟,必要时重新评估并重复。

2. 止呕　如患者有呕吐,可以在充分补液的基础上对症治疗。4岁以下的儿童可给予抗呕吐药如昂丹司琼以提高其对口服补液的耐受性。

盐酸昂丹司琼口服制剂的用法用量见表9-3。

表 9-3　盐酸昂丹司琼口服制剂的用法用量

年龄及体重	用法用量
6 个月大的婴儿和儿童，体重为 8~15kg	单次剂量 2mg 口服；或者每次 0.2mg/kg，每隔 8 小时 1 次
体重为 15~30kg 的儿童	单次剂量 4mg 口服；或者每次 0.2mg/kg，每隔 8 小时 1 次
体重超过 30kg 的儿童和青少年	单次剂量 6~8mg 口服，每隔 8 小时 1 次
成人	单次剂量 4~8mg 口服，每隔 8 小时 1 次

3. 止泻　对患有严重旅行者腹泻的患者，洛哌丁胺可与抗菌药联合使用；不建议 2 岁以下的儿童用其止泻；不推荐便血或发热患者使用，可能会使得侵袭性细菌胃肠炎感染的病程延长；止泻药还可能增加肠出血性大肠埃希菌感染并发症的风险。次水杨酸铋类不建议用于发热、便血患者及 12 岁以下的儿童。

常用的止泻药主要有洛哌丁胺及次水杨酸铋等。

(1) 洛哌丁胺：盐酸洛哌丁胺口服液仅经医师处方后可用于 2~5 岁的儿童，首次给药剂量为 1mg，维持剂量为 0.1mg/kg；最大剂量为 3mg/d，持续用药 2 天。

盐酸洛哌丁胺咀嚼片可用于 6~8 岁的儿童(21.8~26.8kg)，首次给药剂量为 2mg，维持剂量为 1mg/ 次；最大剂量为 4mg/d，持续 2 天。

盐酸洛哌丁胺咀嚼片可用于 9~11 岁的儿童(27.3~43.2kg)，首次给药剂量为 2mg，维持剂量为 1mg/ 次；最大剂量为 6mg/d，持续用药 2 天。

盐酸洛哌丁胺片剂可用于成人和青少年，首次剂量为 4mg，维持剂量为 2mg；最大剂量为 8mg/d，持续用药 2 天。

(2) 次水杨酸铋：次水杨酸铋分散片可在水、果汁或牛奶中分散后口服，也可直接吞服或嚼碎后服用。每片含次水杨酸铋 262mg，成人一次 2 片，一日 3 次；3~6 岁儿童一次 1/3 片，6~9 岁儿童一次 2/3 片，9~12 岁儿童一次 1 片，一日 3 次。连续用药不能超过 8 周。儿童还有干混悬剂可使用。

4. 对病原体的治疗

(1) 胃肠炎的经验性治疗(未进行实验室检验或尚未得到微生物及病原学检验结果)：见表 9-4。

(2) 胃肠炎的目标性治疗：见表 9-5。

(3) 胃肠炎特殊人群的经验性治疗：见表 9-6。

(4) 按感染部位的治疗：见表 9-7。

表 9-4 胃肠炎的经验性治疗

胃肠炎的类型	经验性药物治疗
早产儿：坏死性肠炎	病原体与肠道菌群相关，30%~50% 有菌血症或腹膜炎；若分离出表皮葡萄球菌，应加用万古霉素
腹泻	水化：口服补液治疗 止泻（如果有发热、便血或怀疑溶血尿毒综合征时禁用）：洛哌丁胺（易蒙停）4mg p.o.，继而每次腹泻后 2mg，每日最大可达 16mg；次水杨酸铋 2 片（262mg）口服，每日 4 次。儿童感染大肠埃希菌 O157：H7 后溶血尿毒综合征（HUS）的发生率为 8%~10%，早期用复方磺胺甲噁唑（TMP-SMX）或氟喹诺酮类治疗可增高发生 HUS 的风险。非细菌性腹泻中 90% 的病原体为诺沃克病毒，腹泻持续 12~60 小时者水化，无有效的抗病毒药 其他可能的病原体为隐孢子虫，通常见于慢性腹泻，TMP-SMX 有效
轻度腹泻（不成形便 ≤ 3 次 /d，相关症状轻微） 中度腹泻（不成形便 ≥ 4 次 /d，可伴全身症状）	细菌、病毒、寄生虫通常引起轻至中度腹泻。仅采用液体疗法联合无乳糖饮食，避免使用咖啡因。止泻 + 补液
重度腹泻（不成形便 ≥ 6 次 /d，伴或不伴体温 ≥ 38.3℃，里急后重，便血或便中有白细胞），无发热的严重血性腹泻	志贺菌、沙门菌、空肠弯曲杆菌、产志贺氏毒素大肠埃希氏菌、毒素阳性的难辨梭状芽孢杆菌、克雷伯菌、溶组织内阿米巴、伤寒沙门菌、副伤寒沙门菌。首选氟喹诺酮类（环丙沙星 500mg p.o. q.12h 或左氧氟沙星 500mg p.o. q.d.）× 3~5d；次选 TMP-SMX p.o. b.i.d. × 3~5d；耐 TMP-SMZ 的弯曲杆菌属在热带常见；如近期使用过抗菌药，则加用甲硝唑 500mg p.o. t.i.d. × 10~14 天或万古霉素 125mg p.o. q.i.d. × 10~14 天

表 9-5 胃肠炎的目标性治疗

病原菌	药物治疗
气单胞菌 / 邻单胞菌	首选环丙沙星 750mg p.o. b.i.d. × 3 天；次选 TMP-SMZ 双剂量 1 片 p.o. b.i.d. × 3 天
阿米巴（溶组织内阿米巴、环孢子虫、隐孢子虫和蓝氏贾第鞭毛虫）	溶组织内阿米巴：甲硝唑 500~750mg t.i.d. × 7~10 天，或替硝唑 2g q.d. × 3 天，随后改用巴龙霉素 25~35mg/(kg·d)，分三次口服，用药 7 天。 隐孢子虫感染：硝唑尼特 500mg p.o. b.i.d. × 3 天； 蓝氏贾第鞭毛虫：替硝唑 2g p.o. q.d. 单剂或甲硝唑 250mg p.o. t.i.d. × 5 天，或巴龙霉素 25~35mg/(kg·d)，分三次口服，用药 5~10 天

续表

病原菌	药物治疗	
空肠弯曲杆菌 53%~83% 的患者发热，在正常人群多为自限性病程	首选阿奇霉素 500mg p.o. q.d.；次选红霉素 500mg p.o. q.i.d 或环丙沙星 500mg p.o. b.i.d.	
胚胎弯曲杆菌 腹泻不常见，在虚弱的宿主更易造成全身性疾病	首选庆大霉素 5mg/(kg·d) i.v. 分 2 次；次选氨苄西林 100mg/(kg·d) i.v. q.6h. 或亚胺培南 500mg i.v. q.6h.	
难辨梭状芽孢杆菌	毒素阳性引起的腹泻，能口服药物，白细胞 $<15\times10^9/L$，血清肌酐值正常	首选甲硝唑 500mg p.o. t.i.d. 或 250mg q.i.d. × 10~14 天；次选万古霉素 125mg p.o. q.i.d. × 10~14 天或替考拉宁 400mg p.o. b.i.d. × 10 天；尽量停用抗菌药；避免使用止泻药；补液；肠道隔离
	能口服药物，病情更重，白细胞 $\geqslant 15\times10^9/L$，血清肌酐较基础水平升高 50%	首选万古霉素 125mg p.o. q.i.d.，万古霉素静脉制剂用来口服；次选非达霉素 200mg p.o. b.i.d. × 10 天
	治疗后复发	初次复发：甲硝唑 500mg p.o. t.i.d. × 10 天；再次复发：万古霉素 125mg p.o. q.i.d. × 10~14 天，然后减量 万古霉素减量(每次口服 125mg)，第 1 周 b.i.d.，第 2 周 q.d.，第 3 周 q.o.d.，然后每 3 天服 5 个剂量；或者万古霉素首剂后，利福昔明 400~800mg/d 分 2~3 次 p.o. × 2 周
术后肠麻痹，重症中毒性巨结肠	首选甲硝唑 500mg i.v. q.6h 联合万古霉素 500mg q.6h 经鼻胃管或鼻空肠管插管；次选万古霉素肠内注入 500mg+1L 生理盐水，滴速为 1~3ml/min，最大剂量为 2g/24h	
肠出血性大肠埃希菌(EHEC)，产志贺氏毒素大肠埃希氏菌(STEC)和引起溶血尿毒综合征(HUS)	补液：年龄 <10 岁的患者应用 TMP-SMZ、β- 内酰胺类、甲硝唑或阿奇霉素治疗腹泻会增加溶血尿毒综合征的风险，确诊产志贺氏毒素大肠埃希氏菌感染应停用抗菌药；年龄 <10 岁的儿童应避免使用抗菌药，如果必须使用，应选择阿奇霉素	
产酸克雷伯菌 - 抗菌药相关性	停用抗菌药；非甾体抗炎药可能有帮助	

续表

病原菌	药物治疗
单核细胞性李斯特菌	通常具有自限性，口服抗菌药的疗效不肯定，严重感染的高危患者、菌血症或脑膜炎患者需要静脉给予抗菌药治疗
非伤寒沙门菌 发热占 71%~91%，34% 有便血史	无症状或症状轻微无须抗菌治疗。如 <1 岁或 >50 岁，免疫力低下，有血管移植物或人工关节、菌血症、血红蛋白病，以及因发热和严重腹泻住院者应抗菌治疗 首选环丙沙星 500mg b.i.d. 或左氧氟沙星 500mg q.d. × 7~10 天（免疫抑制者 14 天）；次选阿奇霉素 500mg q.d. × 7 天（免疫抑制者 14 天）。如需静脉治疗，头孢曲松或头孢噻肟通常有效，应注意补充液体和电解质
志贺菌 发热占 58%，便血占 51%	首选环丙沙星 750mg p.o. b.i.d. × 3 天；次选阿奇霉素 500mg p.o. q.d. × 3 天。环丙沙星的高剂量可用至 750mg q.d. q.m.。免疫受损患儿或成人的疗程为 7~10 天。儿童剂量为阿奇霉素 10mg/(kg·d)；严重病例头孢曲松 50~75mg/(kg·d) × 2~5 天，环丙沙星 10mg/kg b.i.d. × 5 天
螺旋体病（多毛短螺菌）	抗菌药治疗可能有效，对甲硝唑、头孢曲松及莫西沙星敏感
霍乱弧菌	补液是基础治疗，根据当地的药敏试验结果选择药物：多西环素 300mg p.o.1 剂，或阿奇霉素 1g p.o.1 剂，或四环素 500mg p.o. q.i.d. × 3 天 孕妇：阿奇霉素 1g p.o.1 剂，或红霉素 500mg p.o. q.i.d. × 3 天 儿童：阿奇霉素 20mg/kg p.o.1 剂
副溶血弧菌，拟态弧菌，河弧菌	以补液治疗为主。患者多有进食贝类史。重症患者的治疗选用氟喹诺酮类、多西环素、注射用第三代头孢菌素类
创伤弧菌	常表现为皮肤损害及菌血症；危及生命时应及早治疗：头孢他啶 + 多西环素；左氧氟沙星或环丙沙星 + 头孢他啶或头孢曲松
小肠结肠炎耶尔森菌	病情严重者联合多西环素 100mg i.v. b.i.d.+ 妥布霉素或庆大霉素 5mg/(kg·d)，或者 TMP-SMZ 或氟喹诺酮类

表 9-6　胃肠炎特殊人群的经验性治疗

特殊人群	可能病原菌	经验性治疗方案
HIV 感染患者	蓝氏贾第鞭毛虫、小球隐孢子虫、卡宴环孢子虫、贝氏孢子虫、微孢子虫（比氏肠孢子虫）	依据病原菌，可使用甲硝唑 250mg p.o. t.i.d. × 5 天或阿苯达唑 400mg p.o. b.i.d. × 3 周
中性粒细胞减少性小肠结肠炎或盲肠炎	败血梭菌侵入黏膜；偶见污泥梭菌或铜绿假单胞菌	哌拉西林他唑巴坦、亚胺培南、美罗培南、多尼培南及肠道休息
旅行者腹泻	急性：致腹泻性大肠埃希菌占 60%，志贺菌、沙门菌、空肠弯曲杆菌、难辨梭状芽孢杆菌、阿米巴原虫；慢性：环孢子虫、隐孢子虫、蓝氏贾第鞭毛虫等孢子虫	环丙沙星 750mg p.o. b.i.d. × 1~3 天 或左氧氟沙星 500mg p.o. q.d. × 1~3 天 或氧氟沙星 300mg p.o. b.i.d. × 3 天 或利福昔明 200mg p.o. t.i.d. × 3 天 或阿奇霉素 1 000mg p.o. 单次或 500mg p.o. q.d. × 3 天 儿童：阿奇霉素 10mg/（kg·d）q.d. × 3 天，或头孢曲松 50mg/（kg·d）q.d. × 3 天。禁用氟喹诺酮。 孕妇：使用阿奇霉素，禁用氟喹诺酮。 止泻药：对于没有发热、便血的非妊娠期成人，罗哌丁胺 4mg p.o. 首次，然后每次稀便后 2mg p.o.，最大剂量为 16mg/d 利福昔明仅批准用于 12 岁以上的患者，仅用于非侵袭性大肠埃希菌所致的腹泻，如伴有发热或便血则禁用

表 9-7　按感染部位的治疗

感染部位	可能病原菌	药物治疗方案
食管炎	白念珠菌，单纯疱疹病毒，巨细胞病毒	氟康唑 200~400mg/d 或伊曲康唑口服 200mg/d，泊沙康唑口服 400mg b.i.d.，3 天后减量 400mg/d；伏立康唑、卡泊芬净、米卡芬净可选择
十二指肠 / 胃溃疡	幽门螺杆菌	序贯治疗：雷贝拉唑 20mg+ 阿莫西林 1g b.i.d. × 5 天，然后雷贝拉唑 20mg+ 克拉霉素 500mg+ 替硝唑 500mg b.i.d. × 5 天。四联治疗方案（10~14 天）：铋剂次水杨酸铋 2 片 q.i.d.+ 四环素 500mg t.i.d.+ 奥美拉唑 20mg b.i.d. 其他有效的治疗方案包括泮托拉唑 40mg+ 克拉霉素 500mg+ 阿莫西林 1 000mg+ 甲硝唑 500mg p.o. b.i.d. × 7 天；雷贝拉唑 20mg+ 阿莫西林 750mg p.o.4 次 /d × 14 天 其他质子泵抑制剂替代奥美拉唑或雷贝拉唑，均用 b.i.d.，埃索美拉唑 20mg，兰索拉唑 30mg，泮托拉唑 40mg

续表

感染部位	可能病原菌	药物治疗方案
小肠：Whipple 病	Whipple 菌	多西环素 100mg p.o. b.i.d.+ 羟氯喹 200mg p.o. t.i.d. × 1 年，之后终身多西环素 100mg p.o. b.i.d.
憩室炎，直肠周围脓肿，腹膜炎	肠杆菌科，偶见铜绿假单胞菌、拟杆菌属、肠球菌	门诊治疗：TMP-SMX 双剂量或环丙沙星 750mg b.i.d. 或左氧氟沙星 750mg q.d.，联合甲硝唑 500mg q.6h. p.o. × 7~10 天 门诊治疗：阿莫西林克拉维酸钾片 1 000mg/62.5mg 2 片 p.o. b.i.d. × 7~10 天，或莫西沙星 400mg p.o. q.d. × 7~10 天
		轻至中度住院治疗：哌拉西林他唑巴坦 3.375g i.v. q.6h. 或 4.5g i.v. q.8h.，或厄他培南 1g i.v. q.d.，或莫西沙星 400mg i.v. q.d. 轻至中度住院治疗：环丙沙星 400mg i.v. q.12h. 或左氧氟沙星 750mg i.v. q.d.，联合甲硝唑 500mg i.v. q.6h. 或 1g i.v. q.12h.，或莫西沙星 400mg i.v. q.d.
		重度、危及生命的 ICU 患者：亚胺培南 500mg i.v. q.6h.，或美罗培南 1g i.v. q.8h.，或多尼培南 500mg i.v. q.8h.（输注 1 小时），或氨苄西林 + 甲硝唑 + 环丙沙星 400mg i.v. q.12h. 或左氧氟沙星 750mg

第三节 常见处方审核案例详解

案例 1

【处方描述】

性别：男　年龄：45 岁　体重：55kg

临床诊断：感染性胃肠炎；难辨梭状芽孢杆菌感染。

处方内容：

注射用万古霉素　500mg　q.d.　p.o.

【处方问题】用法、用量不适宜。

【机制分析】患者因难辨梭状芽孢杆菌肠道感染需经口服万古霉素，此处方存在 2 个问题。第一，万古霉素的用药剂量不合理：万古霉素治疗中至重度难辨梭状芽孢杆菌肠道感染的单次剂量为 125mg，处方中 500mg 的剂量偏大；第二，万古霉素静脉用药对难辨梭状芽孢杆菌肠道感染无效，口服给药几乎不经肠道吸收，但需每日给药 4 次，一般治疗 10~14 天。但是在治疗难治性复发性难辨梭状芽孢杆菌感染时，万古霉素的口服疗程达 4 周以上，需要以逐周降低给药频次的方式减剂量，由 q.i.d. 逐步按 b.i.d.、q.d.、q.o.d. 等降低剂量直到停药。故本处方属于用法、用量不适宜。

【干预建议】用药剂量应该为 125mg，用药频次需与医师沟通后确认是否需要修改。

案例 2

【处方描述】

性别：女　年龄：28 岁

临床诊断：急性胃肠炎；脱水。

处方内容：

注射用头孢曲松钠	1.0g	q.d.	s.t.	iv.gtt
0.9% 氯化钠注射液	250ml			
乳酸林格液	500ml	q.d.		iv.gtt

【处方问题】存在配伍禁忌。

【机制分析】头孢曲松钠不能与含钙的溶液配伍使用。每 1 000ml 乳酸林格液中含有乳酸钠 3.10g，氯化钠 6.00g，氯化钾 0.30g，氯化钙 0.20g。此处方中虽然头孢曲松钠与氯化钠注射液可配伍，但因乳酸林格液中含有氯化钙，仍然存在补液接瓶配伍不合理的情况。急性胃肠炎伴脱水，症状较重，可使用静脉用抗菌药治疗。患者为育龄妇女，需排除用药禁忌证后，可使用左氧氟沙星 0.5g q.d. 缓慢静脉滴注。故本处方属于存在配伍禁忌。

【干预建议】需与医师沟通，提出头孢曲松钠与乳酸林格液存在补液接瓶用药禁忌，建议更换抗菌药，修改处方为喹诺酮类或者单独输注不含钙的电解质补液。

案例 3

【处方描述】

性别：男　年龄：46 岁

临床诊断：胃肠型感冒；感染性腹泻？

处方内容：

左氧氟沙星注射液	0.2g	b.i.d.	iv.gtt
0.9% 氯化钠注射液	250ml	b.i.d.	iv.gtt

【处方问题】用法、用量不适宜。

【机制分析】左氧氟沙星为浓度依赖性抗菌药，每日用药1次，且静脉用药对用药时间有要求，至少滴注60分钟以上。故本处方属于用法、用量不适宜。

【干预建议】建议遵守药动学/药效学原理进行给药，左氧氟沙星的用法、用量应更改为0.4g q.d. iv.gtt。

案例 4

【处方描述】

性别：男 年龄：25岁

临床诊断：幽门螺杆菌感染；胃炎。

处方内容：

泮托拉唑胶囊	40mg	b.i.d.	p.o.
克拉霉素片	500mg	b.i.d.	p.o.
阿莫西林胶囊	500mg	b.i.d.	p.o.
甲硝唑片	500mg	b.i.d.	p.o.

【处方问题】用法、用量不适宜。

【机制分析】PPI+阿莫西林+克拉霉素三联方案的失败率可达30%，加入铋剂的四联方案在符合方案人群中的幽门螺杆菌清除率可达93%。此处方方案也是文献报道的清除率达94%的方案之一。需要注意的是，无论哪种方案，阿莫西林用于幽门螺杆菌感染时的剂量需要比一般抗细菌感染大，单次剂量为1 000mg，用药频次为b.i.d.。故本处方属于用法、用量不适宜。

【干预建议】建议更改为阿莫西林1 000mg b.i.d. p.o.。

案例 5

【处方描述】

性别：男 年龄：55岁

临床诊断：急性感染性腹泻；发热；青光眼。

处方内容：

复方地芬诺酯片	2片	t.i.d.	p.o.
左氧氟沙星胶囊	500mg	q.d.	p.o.

【处方问题】遴选药品不适宜。

【机制分析】患者有发热，处于感染性腹泻的急性期，抑制肠道蠕动将不利于感染产生的大量毒素排出，从而加重中毒症状。因此，此时不宜使用抑制胃肠动力的止泻药复方地芬诺酯片。患者既往有青光眼病史,复方地芬诺酯片中含有阿托品,阿托品为胆碱能受体拮抗剂,对青光眼患者具有使用禁忌。故本处方属于遴选药品不适宜。

【干预建议】建议不使用复方地芬诺酯片治疗。

案例 6

【处方描述】

性别:女 年龄:6 岁

临床诊断:急性胃肠炎;发热。

处方内容:

克林霉素棕榈酸酯分散片 250mg t.i.d. p.o.

【处方问题】遴选药品不适宜。

【机制分析】学龄儿童患者,急性胃肠炎伴有发热症状,细菌感染的可能性大。克林霉素的抗菌谱主要是革兰氏阳性菌与厌氧菌,如金黄色葡萄球菌、表皮葡萄球菌、溶血性链球菌、肺炎链球菌、脆弱类杆菌等,对肠道感染常见的阴性杆菌不敏感,且可能加速致病菌生长。故本处方属于遴选药品不适宜。

【干预建议】建议更改为 β- 内酰胺类抗菌药。

第四节 小 结

胃肠道感染的药物治疗主要包括补充水分及电解质、止呕、止泻及抗生素治疗。处方审核的重点在于结合临床具体诊断及病史特征来审核处方。药师应充分掌握不同抗菌药的药效学与药动学特点,对特殊人群如老年人、孕妇、儿童及有过敏史等的患者进行关注,重点审核以下几个方面:

1. 审核用药的适应证。胃肠道感染的经验性用药的选择因宿主的暴露史及临床症状而异。如轻至中度腹泻不伴有特殊暴露史及全身症状者常见病毒感染,予补液、止泻对症处理,一般无适应证使用抗菌药。对有旅行史的严重腹泻患者,可予止泻药与抗菌药联合治疗;不推荐便血或发热、处于急性感染期的患者使用止泻药,因其可能会使得侵袭性细菌胃肠炎感染的病程延长;止泻药还可能增加肠出血性大肠埃希菌感染并发症的风险。

2. 关注抗菌药的药效学与药动学特点。胃肠道感染伴有全身症状时需要酌情使用抗菌药治疗。除结合患者的暴露史及临床症状、病原学结果使用抗菌药外,应注意 β- 内酰胺类按时间间隔每日给药多次、喹诺酮类左氧氟沙星等浓度依赖性药物每日给药1次。头孢曲松因半衰期较长，一般每日给药1次，其与含钙的补液如乳酸林格液等存在配伍禁忌。

3. 关注特殊人群的用药安全。如胃肠道感染有必要使用抗菌药时，喹诺酮类药物虽然是经验性用药之一，但对于儿童、妊娠期患者及合并心血管疾病的老年患者群体应避免使用，可结合临床情况用β-内酰胺类等替代。儿童患者使用抗菌药和常用止泻药盐酸洛哌丁胺应按年龄与体重给药。

（谢静文　黎小妍）

参考文献

[1] RIDDLE M S, DUPONT H L, CONNOR B A. ACG clinical guideline: diagnosis, treatment, and prevention of acute diarrheal infections in adults [J]. The American journal of gastroenterology, 2016, 111 (5): 602-622.

[2] SHANE A L, MODY R K, CRUMP J A, et al. 2017 Infectious Diseases Society of America clinical practice guidelines for the diagnosis and management of infectious diarrhea [J]. Clinical infectious diseases, 2017, 65 (12): e45-e80.

[3] KENJI O, YUSUKE A, AKIFUMI I, et al. JAID/JSC guidelines for infection treatment 2015-intestinal infections [J]. Journal of infection and chemotherapy, 2018, 24 (1): 1-17.

[4] David N. Gilbert. 热病：桑福德抗微生物治疗指南(新译第46版)[M]. 范洪伟，王焕玲，周宝桐，等译. 北京：中国协和医科大学出版社，2017.

[5] 国家卫生计生委医政医管局，国家卫生计生委合理用药专家委员会. 国家抗微生物治疗指南[M]. 2版. 北京：人民卫生出版社，2017.

12检